長寿時代の医療・ケア

——エンドオブライフの論理と倫理

ちくま新書

会田薫子
Aita Kaoruko

長寿時代の医療・ケア――エンドオブライフの論理と倫理【目次】

第2章 胃ろうが意味すること 043

第3章 混乱からガイドライン策定へ 067

はじめに

ある症例が教えてくれること

医療は患者のためにある。医療は患者の幸せの実現を目標にしているはずである。これは医療全般において当然のことのように思われる。しかしながらその実現はなかなか容易ではない。特に人生の最終段階の医療においては顕著である。

ある症例についてこの問題を具体的に考えてみたい。

この症例との出会いは一通の手紙がきっかけだった。差出人は筆者の講演を聴いてくださったSさんという医師で、症例はS医師のお父上であるTさん（80歳代）。S医師は専門外だったため別の医師が主治医を務めていた。

Tさんは重度の慢性肺疾患で肺炎を繰り返しておられた。徐々に嚥下機能も低下し、飲むことも食べることもできなくなり、人工的に水分と栄養を補給するために経鼻経管栄養法が導入された。経鼻経管栄養法は、鼻腔から喉、食道を経て胃まで細いチューブを通して水分と栄養を補給する方法である。

Tさんは病状が落ち着いた頃に急性期病院から療養病床に転院となったが、また肺炎を起こした。すでにその時点で「本人の苦痛は家族として見るに余りあるものだった」と娘であるSさんは感じていた。

ある日、Tさんは経鼻チューブを自己抜去した。経鼻チューブが苦痛と不快感の原因となっていたので、自分で抜いてしまったのだ。そうしたら医療者はTさんにミトンをはめた。ミトンは手袋のような身体拘束具である。ミトンをはめられると自由に手指を使うことができなくなるので、チューブを抜くこともできなくなる。ミトンを装着したのはチューブの自己抜去予防のためだった。医療者は、経鼻チューブは水分と栄養を補給するために必要と考え、患者が手指を自由に動かすことができなくなるようにしたのである。

医療現場では、こうして拘束具を装着することを「抑制」と呼んでいる。Tさんの場合、抑制の目的はTさんの生命維持のために水分と栄養を安定的に補給することであった。

しかしTさんはSさんにミトンを装着された両手を見せ、ほとんど出ない声をふり絞って「罰だ」と言った。Sさんは自らも医師という職にある者として、医療者がTさんを抑制する目的をわかってはいても、悲しくてならなかったという。

Sさんは家族や親戚に相談し、経鼻経管栄養法もその他の治療もやめて自宅で看取ることを考えたが、なかなか決心がつかなかった。そんなとき、筆者の講演を聴いたという。Sさんは T さんに本人らしい最期を迎えてもらおうと決心し、「家に帰ってみようか？」と話しかけたら、それまで苦痛にゆがんでいたTさんの顔がパーっと明るくなり、「うんうん」とうなずいた。

経鼻チューブをとり、自宅に戻ったTさんの表情は穏やかになり、好きなお酒をなめさせてもらったり、家族の会話を聞きながらうとうとしたりして、自宅に戻ってから約1週間後に静かに息を引き取ったそうである。

この症例について、読者のなかにはこれは経鼻経管栄養法が苦痛をもたらすために起こった問題であり、胃ろう（腹部を5㎜くらい切開して作る小さな穴）にすれば問題はなかったと思う人もいるだろう。確かに、胃ろう栄養法を用いれば、Tさんの苦痛と不快感は経鼻チューブの場合に比べてはるかに小さいものだったはずである。

では、胃ろう栄養法にすればTさんは幸せだったのだろうか？　その場合、胃ろう栄養法の目的は何なのだろうか？

経鼻経管栄養法も胃ろう栄養法も人工的水分・栄養補給法（AHN：artificial hydration and nutrition）である。自分の口から食べることができないので、人工的に水分と栄養を補給しようとするのである。

Tさんの症例でも日本社会のなかで広くみられる類似の症例でも、このような場合にまず問うべきは、患者の生活と人生にとって何が最善かという観点で人工的水分・栄養補給法を行うべきか否かを考えることである。

患者を中心に患者家族や医療・ケアスタッフが、患者の価値や人生観・死生観をあわせて考え、人工的水分・栄養補給法を行うほうが患者の生活の質（QOL：quality of life）や人生のためによいと判断したら、複数ある方法のなかから適切な方法を選択する。つまり、人工的水分・栄養補給法を行って生き続けることを選ぶかどうかをまず考え、生き続けることを選んだら、その具体的な方法として胃ろうにするか経鼻チューブにするか他の方法にするかを考えて選ぶのである。

Tさんに経鼻経管栄養法が導入されたとき、Tさんの生命と人生はどのような状態であったか。すでに人生の最終段階にあったのではないだろうか。その段階で医療者がすべきは、最期のときまでの大切な時間にどのようなケアを行ってTさんの人生の集大成を支援するかを考えることだったのではないだろうか。

人工的水分・栄養補給法は行うことも行わないことも選択肢である。Tさんを人として尊重する最善の選択肢は、人工的水分・栄養補給法を行うことだったのだろうか。少なくとも、本人が人生の最終段階に「罰だ」と表現するような状態を医療によって作りだしてはならないのではないだろうか。

人工的水分・栄養補給法を導入すれば生存期間を延長できる可能性があると思うとき、それを行わないほうが本人の人生のためにより良いという判断は、一意専心に救命・延命努力を尽くしてきた医師には受け入れがたいかもしれない。他の医療・ケア従事者や家族らも、生存期間が延長可能なときにそれをせずに看取ることは人として許されないのではないかと思うだろう。

しかし、そもそも医療は本人の幸せの実現を目標にしているのである。生存期間の延長が患者の幸せに貢献しないなら、その延長に意味はないのではないだろうか。少なくとも、医療の名のもとに患者を虐待することは許されない。

Tさんの症例のように、患者家族が医師の場合でも悩みは深いのである。これが一般の患者家族であったらどれほど苦悶するか、医師を含め医療者は認識する必要があるだろう。

本人にとって何が最善なのか。それを探るためには、本人の意思を中心として、家族や担当の多職種も一緒に考えることが大切である。

日本の医療現場では主治医の権限が依然として絶大である場合が多いが、主治医が担当医として責任ある医療を行うためにも、本人を中心に家族や医療・ケアチームとよく相談し、本人の最善をよりよく探り、治療方針を決定することが大切である。

本人に最期までよりよく生きてもらうために、人生の最終段階の生き方と生き終わり方を視野に入れて、本人と家族を支える文化を創成することが日本社会に必要とされている。これは世界に冠たる長命社会を長寿社会とするために求められていることのひとつである。

現在、日本は世界でトップレベルの長生きできる国であるが、生物学的に長生きすることと、幸せに長生きすることは同じではない。長命が長寿を意味するために医療とケアはどのようにあるべきか、本書で考えたい。

第1章

食べることができなくなったら——人工的水分・栄養補給法の課題

1 長寿と認知症と摂食嚥下の問題

まず、超高齢社会においてしばしばみられるが依然として対応が難しい問題を考えてみる。それは、経口摂取が困難となったあとの人工的水分・栄養補給法をめぐる問題である。食べることができなくなったらどうすればよいのか。これは冒頭のTさんのような症例を含め多くの高齢者に関わるごく一般的な問題であり、医療・ケア従事者と家族らが日常的に遭遇する問題である。しかし、この問題には医学的な問いに加えて倫理的・文化的な問いが深く関係するため、皆が頭を悩ますことになる。

本章ではこの問題に関して、長命と相関する認知症の症例を用いて具体的に考える。長生きは慶賀すべきものであるが、長生きするほど認知症になる確率は高まる。したがって長命の意味を考えることは、多くの場合、認知症を伴いながら長く生きることの意味を問うこととも関係する。長く生きること、すなわち長命が、幸せに生きて長寿を実現することとなるための重要な課題のひとつがここにある。

2 アルツハイマー病の最終段階の人工的水分・栄養補給法

本書では、まず、認知症の原因疾患のなかで最も頻度が高く、他の原因疾患よりも医学的な研究が進んでいるアルツハイマー病を例にとり、アルツハイマー病の最終段階のケアと人工的水分・栄養補給法の問題について考えてみたい。

しばらく前まで、日本ではアルツハイマー病は西洋諸国より少ないと医師の間でいわれてきたが、近年の複数の研究によると、日本における認知症例の6割がアルツハイマー病と診断され、老年医学の教科書にもその旨記載されるようになってきた。

超高齢社会として世界のトップランナーである日本において、アルツハイマー病などによって認知症を有する高齢者の人生の最終段階をより良いものとすることは、本人・家族や医療・ケア従事者などの当事者だけでなく社会全体にとって喫緊の課題といえるだろう。

この問題について具体的に考えるために、次に症例を挙げる。あなたは次の症例について、どう思いますか？

Aさん（85歳女性）はアルツハイマー型認知症患者です。療養病床に入院しています。Aさんの認知症は今では高度に進行し、意思疎通はできません。身体活動も著しく低下し、寝たきりで全介助です。表情も出なくなってきました。しばらく前から、摂食量が減少してきていましたが、言語聴覚士による嚥下リハビリや、ソフト食など食べやすい工夫と食事介助をして、なんとか限界まで経口で食事をとってきました。しかし、これまでも何回か誤嚥性肺炎を起こしており、先週も誤嚥性肺炎を起こしました。今回も肺炎は軽快したものの、経口摂取の再開は困難な状態だと、医療・ケアチームは判断しています。現在は、末梢点滴を行っていますが、栄養状態は徐々に悪化してきています。人工的水分・栄養補給法（AHN）に関するAさん自身の事前の意思表示はありません。夫は5年前に先立ちました。ほかの家族の意向も不明です。

これはシナリオ、つまり仮想症例であるが、患者の状態や経過はごく一般的であり、病院や高齢者施設や在宅医療の場でしばしばみられる。筆者はこの仮想症例を用いて、これまでに数回、医師に対する調査を行ってきた。(1)

それらの調査では、「今後、Aさんに対する人工的水分・栄養補給法はどのようにすることが適切だと考えますか?」を含め多くの質問をした。現代の人工的水分・栄養補給法の選択肢には胃ろう栄養法、経鼻経管栄養法、中心静脈栄養法、末梢点滴などがある。

(BOX 1)

この調査の際に、複数の医師から「家族の意向が不明では回答できない」と批判されたが、この症例では医師に、まず各自の医学的な判断を尋ねるため、意図的に「家族の意向は不明」と設定した。家族が何らかの医療行為を希望すると医師に伝えた場合、日本では家族の希望に沿って医療を行おうとする医師が多いためである。

この仮想症例を用いて、高齢者を日常的に診ている療養病床の医師720名を対象に調査したところ、2007年の調査(有効回答数277票)では、「胃ろう栄養法を導入する」ことが適切と回答した医師は33%、「末梢点滴を継続しつつ自然の経過に委ねる」も33%、「経鼻経管栄養法を施行する」は31%、「すべての人工的水分・栄養補給法を差し控えて自然の経過へ委ねるのが適切である」を選択したのは2%だった。

BOX 1 おもな人工的水分・栄養補給法（AHN：artificial hydration and nutrition）

1. 経腸栄養法（腸を使う方法、チューブを使用しチューブを経て栄養補給するので経管栄養法ともいう）
   ① 胃ろう栄養法：胃ろうは腹部に開けた小さな穴である。そこに管を通し、胃に直接、流動食や水分や薬剤を投与する。胃ろうは経皮内視鏡的胃ろう造設術（PEG：percutaneous endoscopic gastrostomy、PEG はペグと読む）という方法によって 10 分程度で比較的簡単につくることができる。現在、AHN のなかで医学的に最も優れているといわれている方法である。腸が機能している患者で 3 週間以上にわたって AHN を要する場合の第一選択である。胃の摘出術を受けて胃がない患者では胃ろうの代わりに腸ろうを造設する方法も開発された。その後、食道ろうという方法も開発された。
   ② 経鼻経管栄養法（または経鼻胃管栄養法）：口から食べ物や飲み物を摂取できない場合に、従来、最も一般的に行われてきた方法である。細いチューブを鼻から胃へ通し、そのチューブを通して流動食や水分や薬剤を投与する方法である。常時、鼻にチューブを留置しておくため、違和感や不快感の原因になる。そのため AHN を要する期間が最大 2〜3 週間の場合に限定して推奨されている。
   ③ 間歇的口腔食道経管栄養法（OE：intermittent oro-esophageal tube feeding）：食事のたびに口から食道にチューブを入れて流動食を流す方法である。食道に流すことで食道の蠕動運動を起こし、その蠕動によって食物が胃に運ばれるので、食物の流れはより自然な形となる。チューブは食事のときのみ挿入すればよい。この方法は嚥下の訓練になる場合もある。
2. 非経腸栄養法（腸を使わない方法）
   ① 中心静脈栄養法：糖質、アミノ酸、脂肪、ビタミンおよび微量元素を含んだ栄養液を中心静脈内に直接投与する方法で、カテーテルを心臓近くの中心静脈まで入れて行う。CV ポートを使用する方法は、より安全性が高い。中心静脈栄養法は、現在は TPN（total parenteral nutrition）と呼ばれることが多いが、かつては IVH（intravenous hyperalimentation）と呼ばれていた。
   ② 末梢点滴：水分や栄養液を手足の静脈に入れる方法である。手技は一般に容易であるが、高齢者の場合には血管が細いためルートを確保しにくいことも多い。水分投与は可能だが、栄養分は十分投与できない場合もある。末梢静脈は中心静脈に比べて血管が細く、流れる血液量が少ないため、血栓が生じて静脈が塞がってしまうこともある。
   ③ 持続皮下注射：皮下注射によって水分補給する方法である。静脈ではなく皮下に針を刺し、そこに持続的に少しずつ水分を投与し、そこから身体に吸収されるようにする。少量の栄養分の投与も可能。

*経腸栄養法は生理的で自然な方法であり、非経腸栄養法よりも医学的に優れている。そのため、腸が機能している場合は経腸栄養法を選択することが推奨されている。

また、この症例について、「人工的水分・栄養補給法を差し控えることは患者を餓死させることと同じであると思いますか」と質問したところ、「そう思う」という回答は47%、「そう思わない」は23%だった。

しかし、同じ母集団の医師を対象に2012年に調査（有効回答数273票）したところ、同一の仮想症例について、「末梢点滴を継続しつつ自然の経過に委ねる」を選択した医師は59%とほぼ倍増した。一方、「胃ろう栄養法を導入すること」が適切と回答した医師は11%と3分の1に減少し、「経鼻経管栄養法を施行する」を選択した医師は15%と半減以下になった。また、「すべての人工的水分・栄養補給法を差し控えて自然の経過へ委ねるのが適切である」を選択した医師は10%になった。

そして、人工的水分・栄養補給法の差し控えはAさんを餓死させることと同じであると思うと回答した医師は28%に大きく減少し、そう思わないと回答した医師は43%とほぼ倍増した。

ちなみに、2012年の調査において、回答者の医師自身がAさんのような状態になった場合にどのような人工的水分・栄養補給法を希望するか質問したところ、「末梢点滴だけを望む」が121人（44・3%）、「すべての人工的水分・栄養補給法を差し控えることを望む」が103人（37・7%）、「胃ろう栄養法を望む」が24人（8.8%）、「経鼻経管栄養

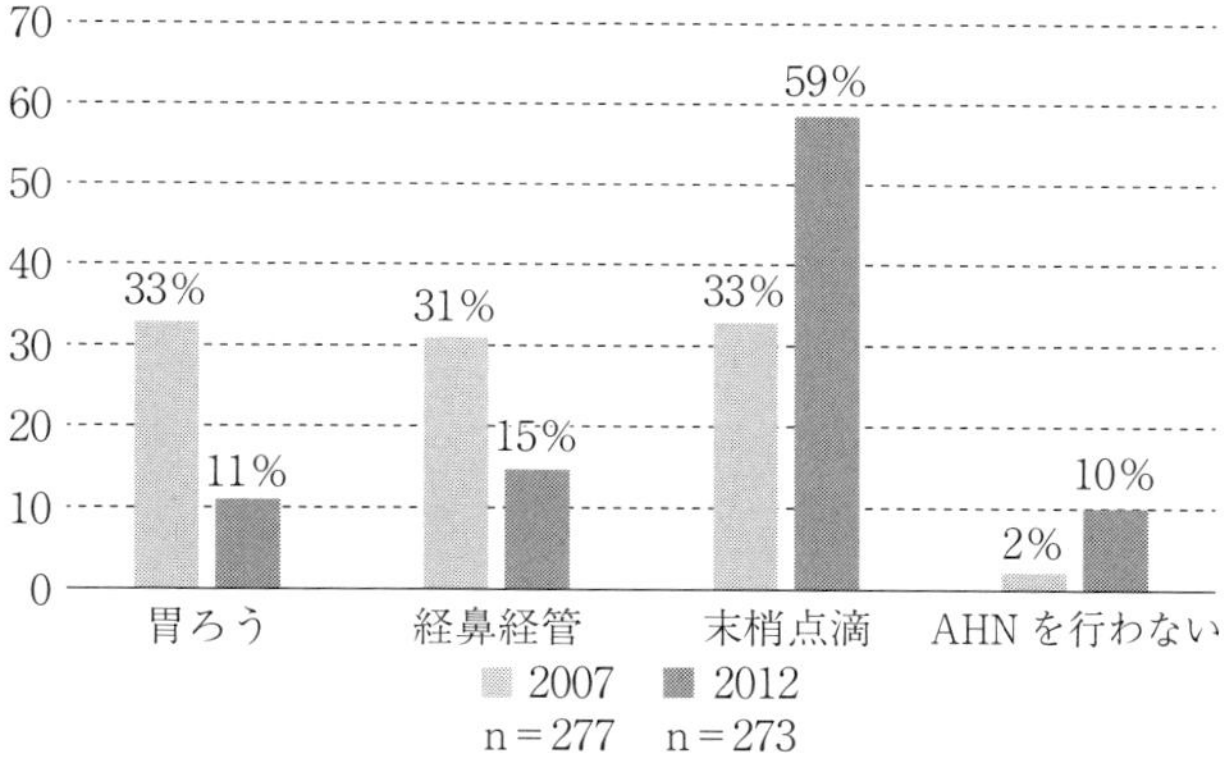

療養病床の医師720名を対象とする縦断調査の結果

出所）会田（2013）

図表1　アルツハイマー末期患者の仮想症例へのAHNの選択

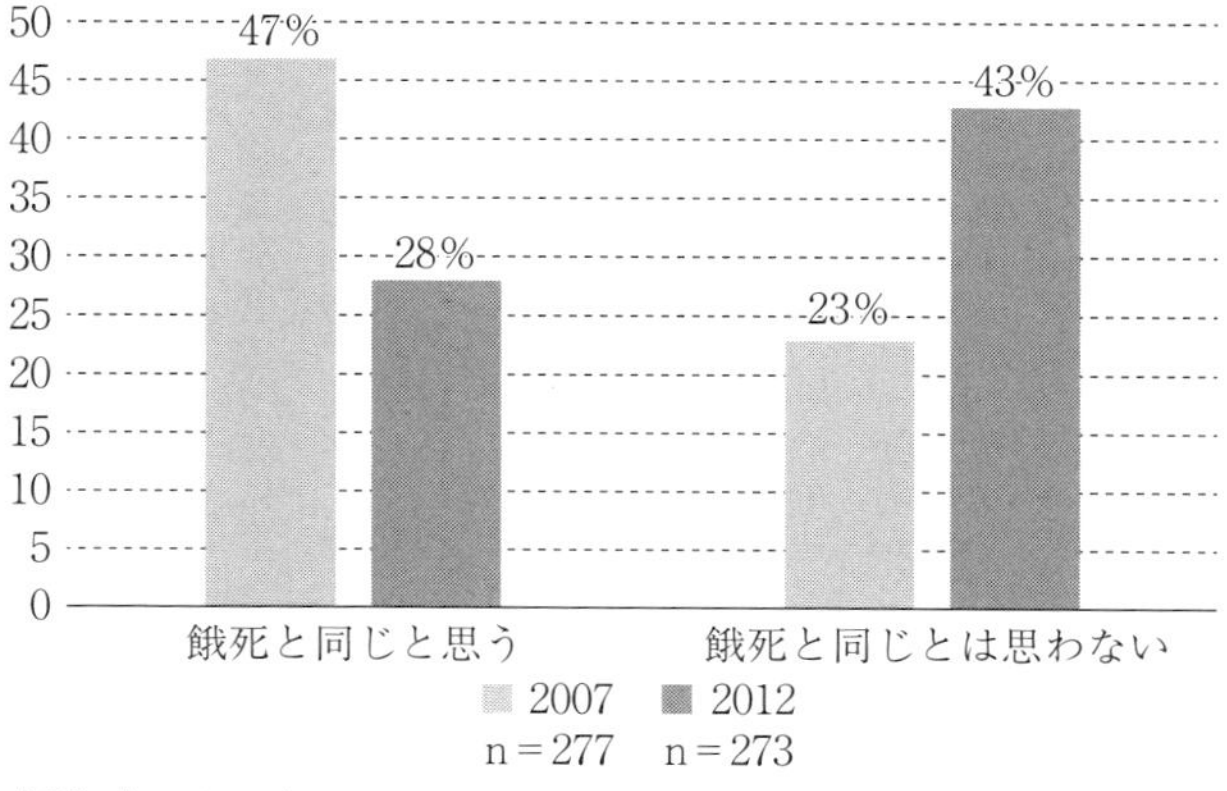

出所）会田（2013）

図表2　アルツハイマー末期患者へのAHNの差し控えは……

法を望む」が4人（1.5％）との結果であった。

これらの結果は、8割以上の医師が自分自身が患者の場合は末梢点滴だけを希望するか、あるいはすべての人工的水分・栄養補給法を差し控えて自然死を希望していることを示している。胃ろう栄養法を望む医師は1割以下であり、経鼻経管栄養法に至っては1.5％である。自分ならば望まない胃ろう栄養法や経鼻経管栄養法を自分の患者には行う医師が少なくないことが示されたといえる。

3　医師の意識変化

21世紀初頭には、Aさんのような状態において人工的水分・栄養補給法を差し控えることを「餓死」だと認識する医師は圧倒的な多数派だった。例えば、筆者が2004年に医師に対して実施したインタビュー調査では、多くの医師が次のように語っていた。

「あなた（筆者を指して）、認知症で食えなくなってるじいさんばあさんは、そのまま飢え死にさせてもいいと思ってるの？」

（40代男性、消化器外科医）

「水分と栄養を補給しないことはね、アフリカの子どもを餓死させるのと同じだから絶対できませんよ、人間として。人工栄養は、基本的にはやめられないです。僕の考えでは、それは虐待だと思う。経管栄養をしないとか、それはある意味、死に直結することですよね」

（40代男性、脳外科医）

「とにかく餓死は、ウチでは餓死させろと言われても病院ですから、そういうことはできません」

（50代男性、療養型病院院長）

「ウチの病院にいて食事摂れなくて死なせることは、できません。餓死ということは日本人の死生観からいって許されない。食事をとらないことは死に直結するということで、これは医療者である限り許容できない」

（50代男性、療養型病院医師）

「必要最低限っていう言い方を僕らはしますけどね、本当にそれが必要最低限かどうかわからないですけどね。でも、本当に必要最低限のところ以下にしてしまうことが本当に僕らに許されるかというと、それは大きな問題だなと思うんですよね」

（40代男性、神経内科医）

ちなみに、このインタビュー調査において、筆者の側から「餓死」という言葉を用いたことはない。筆者は慎重にこの言葉を使用せず、具体的にAさんのような臨床像を示し、この患者さんにおいて人工的水分・栄養補給法を差し控えることをどう捉えるかを問うたのである。それにもかかわらず、多くの医師が自ら「餓死」という言葉を使い、「必要最低限以下にすること」であり、「許されない」、「非倫理的」と述べていたのである。医師の認識が明確に表現されていたといえる。

このインタビュー調査の詳細は、『延命医療と臨床現場：人工呼吸器と胃ろうの医療倫理学』（東京大学出版会、2011）にて報告したが、筆者はこの調査の結果をもとにして仮説を組み、Aさんの仮想症例を用いる量的調査を実施したのである。

そして、2007年と2012年に実施した量的な縦断調査の結果、Aさんに対して人工的水分・栄養補給法を差し控えることについて「餓死」を連想する医師は大きく減ってきたことが示されたのである。

またこの5年間で、この症例に対する今後の人工的水分・栄養補給法の方針として胃ろう栄養法と経鼻経管栄養法への支持が低下し、「末梢点滴を行いながら自然の経過へ委ねる」という方法の選択が過半数を超え、人工的水分・栄養補給法を何も施行せずに看取ることを選択した回答者と合わせると全体の7割となった。人工的な栄養投与を行わずに看取ることへの許容度が大きく上昇したといえる。これらの変化が起こった背景には、後述する日本老年医学会ガイドラインの影響もあると思われる。

医師の認識は患者・家族の選択肢の幅に直結する。それは、医師が選択肢として認識していることのみが患者・家族に選択肢として提示されるからである。つまり、こうした医師側の意識変化は患者側に直接的かつ重大な影響を及ぼすのである。

医師が人工的水分・栄養補給法を施行せずに看取ることを「餓死させること」と認識している限り、医師に「人工的水分・栄養補給法を行わずに看取る」という選択肢はそもそも存在しないので、患者・家族側にもこの選択肢は提示されない。これは患者・家族側にとって、どのような意味をもつのだろうか。

4　アルツハイマー病の末期の判断

仮想症例のAさんはアルツハイマー病の最終段階にある。進行性の脳の変性疾患であるアルツハイマー病の進行過程を理解するためには、米国の老年医学者によって作られたアルツハイマー病の病期分類であるFAST（Functional Assessment Staging）が有用である。FASTは7段階に分類されている。FAST1は正常で、数字が大きくなるほど病態が進行していることを意味する。更衣等の日常生活動作（ADL：activities of daily living）に介助を要するようになるとFAST6と診断され、次第に入浴や排泄にも介助を要するようになる。FAST6以上を高度認知症と呼んでいる。さらに進行するとFAST7の段階に入る。FAST7は（a）〜（f）まで6段階に小分類されている。FAST7（a）は最大6語に限定された言語機能を使用する段階であり、FAST7（b）になるとそれが1語になる。FAST7（c）は歩行能力が喪失した段階であり、FAST7（d）は介助によって着座してもその姿勢を維持するのが困難（座位保持困難）となった段階であり、FAST7（e）では表情が消失する。FAST7（f）は昏迷および昏睡の状態である。アルツハイマー病の最終段階はFAST7（d）〜（f）と考えるのが一般的といわれている。仮想症例のAさんはFAST7（e）で最終段階にあるという設定である。

5　緩和ケアの重要性——アルツハイマー病末期に人工的水分・栄養補給法は必要なのか？

この時期において食べることができなくなったら、どうすべきなのか。アルツハイマー病に関して日本よりも長い年月にわたって研究を進めてきた欧米諸国の医学会やアルツハイマー協会は、アルツハイマー病では最終段階になるまで摂食可能なことが多いが、可能な限りの食事介助を工夫してもいよいよ食べることができなくなったら、それは本人の生命が生物学的に終焉に近づいていることを意味しているので、その後に胃ろう栄養法や経鼻経管栄養法を行うと本人の身体にはかえって負担になるとしている。同様に、末梢点滴や皮下注射などによる輸液についても否定的である。（図表3）

例えば、オーストラリア政府は「高齢者介護施設における緩和医療ガイドライン」において、「アルツハイマー病末期で摂食嚥下困難になった患者に対する最も適切なアプローチは、死へのプロセスを苦痛のないものにすることである。胃ろうや経鼻チューブによる経管栄養法も輸液も実施しないほうが最期の段階の苦痛が少なくて済む。死が迫った高齢者に胃ろう造設すべきでない」としている。このガイドラインは本体が275ページ、ガイドラインの根拠となっている医学文献の包括的な分析が145ページ、それらをまとめた表が316ページにも及び、世界の研究知見の集積として価値が高いと考える。

これらのガイドラインが示すことは、医学生理学的にいえば、老衰やアルツハイマー病の末期には人工的水分・栄養補給法を行わずに看取るのが本人にとって最も苦痛の少ない最期につながるということである。その理由として、余分な輸液を行わないことによる気道内分泌物の減少と、吸引回数の減少、気道閉塞リスクの低下や、脳内麻薬と呼ばれるβエンドルフィンやケトン体の増加による鎮痛鎮静作用が挙げられる。

つまり、人工的水分・栄養補給法を行わないことは「餓死させること」ではなく緩和ケアであり、自然に委ね、枯れるような最期を実現することが平穏で安らかな最期につながるのである。緩和ケアとは、患者の苦痛を和らげ生活の質（QOL）をできるだけ高く維持すべく行われるケアである。緩和ケアについては第3章でも述べる。

つまり、緩和ケアの観点からいえば、この段階においては人工的水分・栄養補給法を行わないことが適切な選択肢といえる。そして高齢者医療において最も重要なのは緩和ケアなのである。日本ではこのように最重度まで進行したアルツハイマー病患者や老衰の最終段階にある高齢者において人工的水分・栄養補給法を差し控えることに「餓死」を連想する家族らや市民が依然としてみられるが、それは誤解である。この点については、さらな

勧告の内容	
米国老年医学会	・人工的な栄養投与はほとんどの症例において患者のためにならない。 ・適切な口腔ケアを行い、小さな氷のかけらを与えて水分補給する程度が望ましい。氷に味をつけるのもよい。 ・死を間近にした患者は空腹やのどの渇きを覚えない。
英国医師会	・重度の不可逆的脳損傷を負った高齢者に対するAHNは、処置の負担と快復可能性を考慮し、全体的な利益が負担を上回るかどうかを評価しなければならない。
欧州静脈経腸栄養学会（ESPEN）	・胃ろう栄養法には、誤嚥性肺炎や褥創の発生を減少させ患者のQOLを改善するという医学的証拠はない。 ・PEGを施行するか否かの決定は個別症例によるが、実施する場合でも、批判的かつ制限的なアプローチが必要である。
米国アルツハイマー協会	・アルツハイマー病末期で摂食困難になった患者に対する最も適切なアプローチは、死へのプロセスを苦痛のないものにすることである。 ・経管栄養法がこの患者群に利益をもたらすという医学的証拠はない。輸液も実施しないほうが最後の段階の苦痛が少なくてすむ。もしAHNを行うとしても、やがてその終了を決断しなければならないときがくる。
オーストラリア政府「高齢者介護施設における緩和医療ガイドライン：認知症の緩和ケア」	・脱水のまま死に向かわせることは悲惨であると信じていることが輸液を行う理由だが、緩和医療の専門家によると、経管栄養法や輸液は害が大きい。 ・死が迫った高齢者への胃ろう造設は本人を苦しめる。
アルツハイマーズ　オーストラリア（豪アルツハイマー協会）	・経管栄養法は多くの合併症の原因となる。誤嚥性肺炎は、経管栄養法を受けていない患者よりも受けている患者で多く発生しているという研究報告もある。延命効果もないという研究報告もある。 ・質の高い緩和ケアを実践するためには、患者に何らかの措置や治療を行ったときの利益が不利益を上回らなければならない。 ・生理学的にいえば、患者にとって苦痛のない最期を実現するためには、輸液を行わないほうがよい。 ・皮下注射による輸液を選択する家族もいるかもしれないが、その効果の医学的証拠は得られていない。

＊AHN（artificial hydration and nutrition）は人工的水分・栄養補給法の総称。AHNは胃ろう栄養法や経鼻経管栄養法などの経腸栄養法および中心静脈栄養法や末梢点滴などの静脈栄養法のすべてを含む。

会田薫子：「胃瘻の現状と課題　医療倫理の立場から――認知症の終末期と胃瘻栄養法」*Progress in Medicine*　2010; 30（10）: 2555-2560.

出所）会田（2010）

図表3　認知症末期で経口摂取困難な場合の人工的水分・栄養補給法（AHN）：諸外国の学会等のガイドライン

る教育・啓発が求められている。

また、介護施設等で食事介助の手が不足しているために胃ろう栄養法が選択されるという問題もある。この現状に対し米国老年医学会は2014年に改めて学会ガイドライン改訂版を公表し、「食事介助に努め、それが不可能になった段階では経管栄養法を行わないことが本人のためなのだから、胃ろうや経鼻チューブによる経管栄養法は行わないように」と再度強調した。

このように、米国など西洋諸国の先行のガイドラインはアルツハイマー病末期に胃ろう栄養法や経鼻経管栄養法を行わないように勧告している。

しかし、これに関して日本の一部の医療関係者は、「西洋諸国ではケアのレベルが低いので、アルツハイマー病末期患者に胃ろう栄養法を施行した場合の予後は不良だが、日本ではケアのレベルが高いので、アルツハイマー病末期患者でも胃ろう栄養法によって長期に生存する。従って西洋のガイドラインは日本では適用できない」、と主張している。

しかしこれは、適切でないデータ収集法とその分析にもとづいた誤解に満ちた主張といえる。特に、この種の主張の基となっている国内研究では、後述するように、種々の原因疾患による認知症を「認知症」とひとまとめにして分析している点において、そもそも非科学的であり、主張の根拠とはなりえない。さらに、日本の医療界で、「日本ではアルツハイマー病は少ない」などという誤解が広くみられたのはそれほど遠い過去のことではなく、研究知見には今後の蓄積を待つべきものも多い。

もっとも、すべての症例について個々に検討することは重要なことであり、アルツハイマー病末期と診断されていても、胃ろう栄養法等によって生存期間が延長される場合はあるので、本人の事前の希望と肺炎の罹患歴などによっては、胃ろう栄養法を検討の対象とすることはありえるだろう。

筆者は2000年頃から、老衰の末期やアルツハイマー病末期における人工的水分・栄養補給法についてこのような話をしてきたが、かつては研究会や学会の学術集会で罵倒されることがしばしばだった。筆者を批判した医師らは、「食べられない患者には、水分と栄養を人工的に最期まで与えるのは当たり前だ。その方法が複数あるのに、やらないとは何事だ。食えなくなった爺さん婆さんはそのまま見殺しにしてもいいというのか。あなたの話は倫理にもとる。これは殺人に相当する。研究発表に値しない」などと主張していた。

しかし、こうした議論の修羅場を越えて、今は臨床現場で理解者が急増していると実感している。

6 「氷のかけらケア」の意義

この段階で摂食困難となった場合に胃ろう栄養法も経鼻経管栄養法も行わないとなると、人工的水分・栄養補給法に関してはどのようにすればよいのだろうか。もちろん、中心静脈栄養法（TPN）を行うということではない。近年の診療報酬を反映して、摂食困難な高齢者に対して中心静脈栄養法を勧める医療者が多いが、この状態は医学的に中心静脈栄養法の適応(2)ではない。つまり、医学的に適切な選択ではない。

このような症例の場合、米国老年医学会は「適切な口腔ケアを行い、小さな氷のかけらを与えて水分補給する程度が望ましい。氷に味をつけるのもよい。死を間近にした患者は空腹やのどの渇きを覚えない」としている。口腔ケアとは口の中を清潔に保ち生活の質（QOL）を維持するためのケアである。

筆者はこれまで数多くの病院研修会などで、この「氷のかけらケア」を紹介してきたが、これを行っているある病院の院長から、このケアは本人のためだけでなく、家族のためにもなり、看護師も喜んでいると教えてもらった。それはどういうことなのだろうか。

両親や祖父母のケアについて熱心で、病院や施設に頻繁に見舞いに来る家族がいる場合、本人の好きな味をつけた氷をつくってきてもらい、それをベッドサイドでほんの小さなかけらにして本人の舌の上にのせる。水分が口腔粘膜に吸収されてしまう程度の本当に小さな氷のかけらである。

本人の好きな味をつけた氷をつくり、それを砕き、本人の舌の上にちょっとのせる。この作業を家族が行う。必要なときのサポートを提供するために、そばに看護師が付きそう。本人はその味を感じて喜んでくれるかもしれない。喜びを明確に表現することが難しい段階になっているとしても、それが本人にとって良いケアであると認識できれば、家族はそのケアを行うことができたことに喜びを感じる。両親や祖父母のために、まだ自分たちにできることがあると実感できることは、ケアに熱心な家族にとって大切なことである。こうした家族の気持ちを感じると、看護師はこれで本人だけでなく家族のケアもよりよくできたと思い、喜びを感じるということである。優れた医療者は本人とともに家族も一体としてケアする。とくに人生の最終段階においては重要なことである。

7 「点滴信仰」――「せめて点滴」という名の儀式

しかし依然として問題なのが、根強い「点滴信仰」である。

さきほどのAさんの症例について2007年と2012年の調査の結果を比較すると、この5年間で人工的水分・栄養補給法の選択として胃ろう栄養法と経鼻経管栄養法への支持が大きく低下し、「末梢点滴をしながら自然の経過へ委ねる」という方法の選択が過半数を超えたことが示された。これは何を意味しているのだろうか。

2012年の調査で「末梢点滴」を選択した医師161名に、「この患者さんに末梢点滴を行うことの意味」を質問したところ、複数回答で、「すべての人工的水分・栄養補給法を差し控える場合に比べて家族の心理的負担が軽くなる」が76%、「すべての人工的水分・栄養補給法を差し控える場合に比べて医療スタッフの心理的負担が軽くなる」が62%で、これが2大理由だった。一方、「末梢点滴は患者にとって医学的に必要なものである」は30%だった。つまり、この症例では水分と栄養補給という医学的なニーズよりも「家族と医療スタッフの心の安寧」のために末梢点滴が選択されていたのである。

末梢点滴の投与はもちろん医療行為である。医療行為は医学的なニーズがある場合に行うものである。

点滴の際にはルートを確保するために静脈に針を刺す。老化が進んだ高齢者の血管は細くもろいので、一度でルートを確保することは難しく、何度も針を刺すことが多い。また、一度ルートが確保されても、輸液が漏れて針の刺し直しを要することも少なくない。

さらに、身体状態も末期に到り新陳代謝の機能が低下していることが多いので、輸液の水分でむくみが発生し針がずれることも多くなる。すると、また針の刺し直しが必要になる。何度も何度も刺し直す。刺すたびに本人に痛みを与える。ルート確保の際にベッドで顔をしかめている高齢者は数多い。そうした高齢者の両腕は、針刺しを繰り返したために黒っぽく変色してしまっていることが多々ある。

このように患者を痛い目に合わせながらこの手技によって実現していることは、「点滴ボトルの下がった風景づくり」である。つまり、医療行為を提供していないと看取る側の心が痛むので、点滴ボトルを下げておくのである。点滴をすることによって、何らかの医療を提供しているという状況を作り、それによって家族と医療・介護スタッフの心のケアをしているのである。「何かしている」と認識できることが看取る側の心の慰めになっているのである。

これは筆者らが医師を対象に複数回実施した調査で繰り返し示されている、まさに日本的な看取りの風景である。

日本社会においては、最期の段階の点滴を必須医療のように捉えている人が医療者にも一般市民にも多い。

筆者が現場の医師を対象にインタビュー調査を実施した際も、多くの医師が患者家族から「何かしてください。せめて点滴だけでも」、「何もしていないところを親戚や近所の人がみたら、私たち家族は何をいわれるかわからない。だから点滴してください」と頼まれると述べた。世間体のために最期の場面で点滴が必要とされているのである。

日本ではまだ7割以上の人が病院で最期を迎えているが、こうして最期の段階に広く行われている末梢点滴に、しかし、医学的意味はほとんどない。これは筆者らの調査に回答している医師の多くが答えていることである。

誤解のないように重ねて記すと、末梢点滴はそれが医学的な目的をもっているときには当然行われるべきである。つまり、水分と栄養の補給のためということである。

しかし、このAさんの例のように、医学的な目的のためではなく周囲の人たちの情緒的なニーズに応えるために行うことには問題があるだろう。さらに、この場合の周囲の情緒的なニーズは誤解に基づいたものなので、二重に問題だといえる。何が誤解なのかは前述のとおりである。

人生の最終段階を過ごしている本人に繰り返し針を刺し、痛みを与えながら、本人のためではなく周囲の人々の気持ちを慰めるために「せめて点滴」という名の儀式を行っている日本社会の看取り文化とは何なのか。再考が求められる。最後の段階の風景づくりのための末梢点滴は、「引き算」すべき医療の好例といえるだろう。

8 人工的水分・栄養補給法を行わないことの困難さ

摂食困難な患者を前にして人工的水分・栄養補給法を行わないという意思決定をすることは、人生の最終段階の医療とケアに関わる判断のなかでも特に難しいといわれている。それは、人工的水分・栄養補給法は食事の代替であり、その提供はケアの象徴と認識されることが多いからである。

上述の調査のように、その差し控えや終了は「餓死させること」に相当する非倫理的なことであると認識している医療・介護従事者は少なくない。医療者がこのような認識を有しているとき、家族に対し、人工的水分・栄養補給法を差し控えて看取ることは選択肢として提示されず、経鼻経管栄養法や胃ろう造設や中心静脈栄養法あるいは末梢点滴が行われる。

何らかの医療行為が行われるとき、その効果よりも医療行為を実施したという事実に重きが置かれることも少なくない。自然な経過の先にある死を受け入れることに対する心の抵抗が、医療行為の継続を呼び、患者の不利益に帰することが少なくないのが日本における現代医療の特徴のひとつである。

9 医学的な判断の難しさ

認知症には原因疾患が数多く、アルツハイマー病のように今のところは治療法もなく進行性で致死的な神経変性疾患もあれば、脳血管疾患のように、それのみでは死に至るとは限らないだけでなく、障害された部位によっては症状が大きく異なる疾患もある。

第2章で言及するように、認知症の原因疾患によって摂食嚥下障害の発現の時期と様態が異なることも関連する。つまり、認知症は原因疾患によって、さまざまな症状の発現も最終段階への進み方やそのあり方も異なるのである。

また、患者のなかにはアルツハイマー病を持ちながら脳血管疾患をも発症し、混合型の認知症を有している場合も少なくない。他の基礎疾患の混合タイプもある。そうした混合型の場合も同様に慎重な判断が求められる。こうしたケースのなかには、生命維持治療を継続すれば生命予後は年単位とみられる場合が少なくない。

また、近年、診断基準が確立されたレビー小体型認知症(3)については認知度も不十分であり、十分な診断がなされていないと言われている。レビー小体型認知症の場合も摂食嚥下障害は多様である。

さらに、認知症のなかには基礎疾患の誤診が依然として少なくないことも報告されている。例えば、2018年9月に開催された、第23回PEG・在宅医療学会学術集会で、伊万里有田共立病院の田中達也医師は、経口摂取困難なために胃ろう造設が検討された高齢患者3例に関して、適切な診断と治療の後に経口摂取が再開できるようになり退院できたと報告した。

それらの例では、患者はいずれも認知症ということで施設入所していた。3人のうち1人では基礎疾患はアルツハイマー病と診断されていた。3人は施設での生活中に意識レベルが低下し経口摂取困難となったので、入院して胃ろう造設を検討することとなったが、同病院で精査したところ正常圧水頭症(4)であり、適切に治療したところ、意識レベルが改善し、経口摂取も可能となり退院したという。田中によると、こうした不適切な診断は全国でかなりあると思われるという。

10 「終末期」の医学的判断が困難なとき

認知症の医学的な判断が難しいので、一般に「認知症の終末期」といわれる状態が指す内容も一様ではなく、人工的水分・栄養補給法を含めさまざまな治療法が医学的に適切か否かを考える際には慎重さが求められる。

このように、診断に関する医学的な判断が難しい場合に、人生の最終段階にあるとみられる患者をどのように支えるべきか、医療・ケア従事者も家族も頭を悩ませる。そうした場合の典型的なケースに、脳血管疾患後遺症によって寝たきりで意思疎通困難な場合がある。人工的水分・栄養補給法を行えば生命予後は年単位となるケースが少なくない。

標準的な医師の視点からは、こうした患者は生命予後の長さから「終末期」とは判断されず治療が継続される。現在、日本では、こうした患者の多くに経皮内視鏡的胃ろう造設術（PEG）が施行され胃ろう栄養法が導入されるか、経鼻経管栄養法が行われている。

ＰＥＧを施行して開始する胃ろう栄養法は、人工的水分・栄養補給法として医学的有効性が高く生存期間の延長効果も高いことが示されている。また、経鼻経管栄養法よりも患者の苦痛や不快感の程度が大幅に低いことが大きな利点である。

しかし、重度の脳血管疾患によって意識障害が重篤な場合に、その状態で生存期間が延長することをどう考えればよいのだろうか。意識が回復しないまま生存期間が延びた場合に、延びた期間をどのように評価すればよいのだろうか。生存していることに意味があると考えるべきだろうか？　それとも、このような状態で生存期間が延びるのは本人の人生にとって益ではないと考えるべきだろうか？　または別の考え方をすべきだろうか？　いずれにしても、どのように考えるべきかは本人と家族らの価値観や人生観・死生観による。医学的に判断することは困難である。したがって、医師が判断することができない種類の問題となる。

生存期間を延ばしても本人のつらさが増し、本人らしさが損なわれ、尊厳が侵されると考えられる場合に、本人の最善を実現するためには何をどのように考えて対応すればよいのだろうか。この重い問いについては後述する。

11 生存期間の延長効果の意味の多義性——医学的判断の限界

従来、生存期間の延長は医学・医療の目標であり、生存期間を延ばす可能性がある医療行為は実施するのが当然であり、そうしなければ医の倫理に反するという認識を持つ医療者が少なくなかった。そして、生存期間の延長を目指す医療を行った結果、本人が望まない状態で生きることになったとしても、それを言語化することはほとんどなかった。医療者も一般市民もマスコミも、表面的人道主義を守っていれば立場は安泰だった。

しかし近年、こうしたあり方に見直しが迫られており、筆者は、医学的な効果の意味を本人の目から見ることを提案している。それは標準的な医学的適応を本人のＱＯＬの観点で捉え直すということであり、日本老年医学会のガイドライン「立場表明２０１２」がいうように、「本人の満足を物差しに」考えるということである。

つまり、生存期間の長さではなく、本人の視点からみた人生の豊かさを重視する考え方である。これは本書の全体に関わる重要な課題であり、以下の章から順次詳細に論じてみたい。

第2章

胃ろうが意味すること

1 胃ろう栄養法がもたらした問い

第1章で取り上げた人工的水分・栄養補給法の問題は、近年、一般市民の間でも広く語られるようになってきた。その大きな要因は胃ろう栄養法の汎用とそれに伴うさまざまな問題にあったと思われる。

胃ろう栄養法は日本では1990年代から次第に広まり、2000年以降、急速に施行が拡大した。そして胃ろう栄養法の光と影が日本社会にさまざまな問いを投げかけるようになったのである。

それは、経皮内視鏡的胃ろう造設術（PEG：percutaneous endoscopic gastrostomy、ペグと読む）という米国発の医療技術の導入に端を発した医学的な問いから始まり、ケアのあり方や臨床上の意思決定のあり方、社会の合意形成と法と公共政策、そして、よりよく生きるために生き終わりについても考えるべきという死生学の問いに発展してきた。

このような視点群は、胃ろう栄養法の汎用問題の核心である適応の考え方、つまり、医学的にどのような状態の患者を対象として行うか、ということにも影響してきた。そして、従来のように、病態生理学的に有効であることや、水分と栄養を補給する方法として有用であることが、そのまま常に「適応」を意味するわけではないことが、多くの人々の体験を通して知られるようになってきた。

標準的な医学的有効性と一人ひとりの患者にとっての意味をどのように考えるべきか。本章では現代の人工的水分・栄養補給法の代表である胃ろう栄養法を題材に、医療技術の適応の考え方に関して、医学的な施行目的の達成可能性と、その目的が達成した状態に関する本人の捉え方を併せて判断基準とする方法を試みてみる。

倫理的に適切な医療行為は本人にとっての最善を実現しようとして行われる。医療者が目指すのは、病態生理学的効果だけでなく、それが実現する本人と家族にとっての幸せであるはずである。本人がより良く生きるための胃ろう栄養法のあり方とはどのようなものか検討する。

2　胃ろう栄養法の汎用の背景――ＰＥＧのさまざまな利点

胃ろう栄養法について複数の視点から検討する場合に、なぜこれが汎用されるようになったのか、その要因と背景を知ることは重要であろう。

かつて、胃ろうが開腹術によって造設されていた時代には、胃ろう栄養法はそれほど行われていなかった。開腹術という術式および全身麻酔による合併症などの問題があったため、あくまで限定的に施行されていたのである。

しかし、米国で１９７９年にＰＥＧが開発されてから、世界各地でＰＥＧによって胃ろうを造設して導入する胃ろう栄養法が急速に一般化した。現在、日本の臨床現場でペグは胃ろうと同義語のように使用されているが、ＰＥＧは胃ろうを造るための術式の名称である。

この術式は、米国の小児外科医のマイケル・ガウダラー（Michael Gauderer）らが開発した。１９７０年代に、神経疾患などのために摂食嚥下困難な患児には経鼻経管栄養法が施行されるか、または、開腹術によって胃ろうが造設されて、水分と栄養が補給されていた。

しかし、経鼻経管栄養法も開腹術も患児に苦痛を与える。特に開腹術による胃ろう造設術では、術式がもたらす苦痛に加え、麻酔による合併症もみられる。そうしたことから、ガウダラーらは何らかの改善が必要と考え、胃カメラを応用する方法を思いつき、腹部の切開サイズを最小にし、縫合不要な手技によって胃ろうを造設する方法を考案した。第1例目は生後4カ月半であったという。

ガウダラーらはPEGの開発とその成果を1980年に米国小児外科学会年次学術集会で報告し、同年に米国小児外科学雑誌で論文を発表した。

PEGで胃ろうを造設する方法は、開腹術で胃ろうを造設する場合に比べて、患者の身体的負担を大幅に低減することはいうまでもない。手術室や高額な機器は不要であり、入院期間を短縮でき、中心静脈栄養法よりも格段に低いコストで管理可能なので、医療費削減にも役立った。また、当時、人工的水分・栄養補給法の方法として最も一般的であった経鼻経管栄養法と比べて患者への身体的負担が少なく、患者の日常的な不快感も大幅に低下した。

さらに、免疫に関する近年の研究知見によって腸管免疫系の役割の重要性が知られるようになったことで、静脈栄養法、つまり腸を使わず静脈を使う栄養法に対する胃ろう栄養法の優位性は揺るぎないものとなった。こうした多くの利点を背景に、ＰＥＧによる胃ろう栄養法は１９８０年代から、まず開発元の米国で汎用されるようになった。

日本では１９９０年代から徐々に施行されるようになり、２０００年代に入って急速に普及した。民間研究機関の矢野経済研究所によると、２００５年度には造設キットの販売数は10万本を突破し、その後、２０１１年頃まで年間10万本程度で推移した。交換用キットの販売数は２０１０年度は70万本に達したとみられていた。このように、日本では２０００年代の最初の10年間で、目覚ましく市場が拡大した。

市場拡大の背景には、診療報酬改定も影響していたとみられる。ＰＥＧの手技料の保険点数は１９９９年度までは６４００点であったが、２０００年度に７５７０点に上昇し、２００２年度には９４６０点にと急上昇し、その後、１万70点まで上昇したため、医療機関の経営上の利点も認められた。１点は10円に相当する。簡単な器具を使用し短時間で実施可能なＰＥＧに対する保険点数としては高額すぎたと思われる。

また、診療報酬の保険点数以外に、ＰＥＧを施行して導入する胃ろう栄養法の汎用の背景を臨床現場の医療者側からみると、患者の身体的負担や生活の質（ＱＯＬ）を考慮した場合の利点の多さがみえてくる。

２０１０年に、日本老年医学会の医師会員を対象として筆者らの研究班が実施した悉皆調査（n=4506）のなかで、胃ろう栄養法と経鼻経管栄養法の比較を質問した。その結果、この問いに回答した医師１５１８名（有効回答率33・７％）が挙げた胃ろう栄養法の優位性に関する回答の上位３点（複数回答）は、「患者の不快感が小さいこと」（81・１％）、「患者の苦痛が小さいこと」（64・８％）、「経口食と併用可能であること」（60・１％）であった。

また、同研究班が臨床現場の看護師を対象として実施した調査（n=995）においても、回答した看護師３４８名（有効回答率35・０％）が挙げた胃ろう栄養法の優位点に関する回答の上位３点は、「患者の不快感が小さいこと」（85・６％）、「患者の苦痛が小さいこと」（76・４％）、「経口食と併用可能であること」（73・６％）であった。

つまり総合的にみて、胃ろう栄養法は経鼻経管栄養法よりも患者にとって良いと医療者が認識しているのである。

しかし、高額の診療報酬が招いたとみられるＰＥＧの乱用ともいえる事態に歯止めをかけようとして、厚労省は２０１４年にＰＥＧの保険点数を一気に４割減の６０７０点とした。医師の臨床実践は通常、診療報酬によって多大な影響を受ける。点数減の後の数年間で、ＰＥＧの施行数は半減したという報道もある。

そして近年、胃ろう栄養法が減って、その代わりに増えているのが経鼻経管栄養法と中心静脈栄養法である。日本静脈経腸栄養学会が長期的な人工的水分・栄養補給法の方法を全国の医師会員を対象に調査したところ、２００３年は胃ろう栄養法を選択した医師は71％、経鼻経管栄養法を選択した医師は24％だった。しかし２０１４年に、選択肢に中心静脈栄養法も加えて同様の質問をしたところ、胃ろう栄養法を選択した医師は34％、経鼻経管栄養法を選択した医師は38％と、経鼻経管栄養法の方が多くなり、また、中心静脈栄養法を選択した医師は17％みられた。

第1章で述べたように、医学的な基準に照らせば、中心静脈栄養法は腸など消化器の機能不全により経腸栄養法（胃ろう栄養法や経鼻経管栄養法）を施行することができない患者において使用されるべき人工的水分・栄養補給法である。しかるに、その基本を踏まえない実践が臨床現場に広がっていると推察される。

長期にわたって人工的水分・栄養補給法を要する患者において、腸が機能している場合の医学的な第一選択は胃ろう栄養法である。しかるに、上述のように、近年では経鼻経管栄養法の施行が胃ろう栄養法を上回り、中心静脈栄養法を受ける患者も増えてきている。これは患者にとって明白に不利益な状態であり、迅速に是正されるべきである。以下、より適切な胃ろう栄養法の適応の考え方について順にみていく。

3　胃ろう栄養法の適応の考え方

†PDNのガイドライン

ＰＥＧを施行して導入する胃ろう栄養法の利点に着目し、医療者と市民を対象に情報提供や全国的な教育啓発活動を行っている特定非営利活動法人ＰＤＮ（Patient Doctors Network）は、胃ろう栄養法の適応症例として、脳血管障害や認知症などによる摂食不能・困難、神経筋疾患などによる嚥下不能・困難、頭部・顔面外傷による摂食不能・困難、咽喉頭狭窄、食道狭窄、胃噴門狭窄、食道穿孔、成分栄養療法を必要とするクローン病を有する症例、摂食できてもしばしば誤嚥する症例、経鼻経管留置に伴い誤嚥する症例、減圧ドレナージ目的の症例などを挙げ、生命予後や全身状態が不良でないことなどとしている。

これは、適応か否かの判断は医学的になされるという従来の考え方に沿ったガイドラインである。

†医学的な目的の達成可能性と価値観・死生観をあわせ考える

本章において筆者は、まず、PEGの適応を医学的な施行目的の達成可能性を土台とし、その目的が達成された状態に関する評価を総合して適応の判断基準とし、試みに分類してみた。なお、ここで検討している患者群は包括的なものではなく、適応の考え方の参考として提示するものである。

胃ろうの使途を、病気や外傷によって経口摂取が困難となった時の一時的な代替人工的水分・栄養補給法、病気や障碍によって経口摂取が永続的に困難となった場合の恒久的な人工的水分・栄養補給法、部分的に経口摂取可能な場合に経口摂取と併用するための人工的水分・栄養補給法、薬剤等の投与とし、施行目的は2段階に分類した。

まず、直接的な医学的効果として、栄養状態の改善、脱水状態の予防と改善、誤嚥性肺炎の予防、他の感染症の予防、褥瘡の予防と改善、その他の身体状態の改善、患者の苦痛・不快感の低減などを挙げ、それらの効果によって実現しようとすることを施行目的として、心身状態の改善、生活の質（QOL）の維持・向上、生存期間の延長、「本人の満足」の向上を挙げた。これらによって総合的に目指すところは患者一人ひとりの人生の物語りの充実である。物語りについては後述する。

また、胃ろう栄養法は介護負担感の軽減に役立つことも少なくないので、家族介護者や施設介護者にとって益になる場合もあるが、本書では患者本人にとっての益を中心に考察する。

分類1「PEGの施行目的の達成可能性が高く、目的が達成された状態に対する評価が、多くの人に共通する価値観・死生観に基づけば、肯定的と見込まれる患者群」（適応）

この患者群において、ＰＥＧを施行して胃ろう栄養法を導入することは患者にとって益になる可能性が高いことは明らかであろう。この患者群はＰＥＧによる最大の受益者といえる。

もっとも、この分類に入っている筋萎縮性側索硬化症（ＡＬＳ：amyotrophic lateral sclerosis）等の神経変性疾患患者のなかには、本人はまだ経口摂取していたいと思っていても、食事介助に時間を要するため、本人が介助者に遠慮して早めに胃ろう栄養法に切り替える場合もあるので、療養環境との兼ね合いで必ずしもＱＯＬの改善につながらない場合もあることには注意を要する。

また、医学的な有効性の高さを患者本人が理解していても、本人の価値観や死生観がＰ

図表4　PEGの施行目的とその達成可能性およびその評価別の対象患者分類（会田試案）

<table>
<tr><th>PEG の施行目的の達成可能性と評価</th><th>患者群（例）</th><th>おもな施行目的</th></tr>
<tr><td>1. 施行目的の達成可能性が高く、目的が達成された状態に対する評価が、多くの人に共通する価値観・死生観に基づけば、肯定的と見込まれる患者群（適応）</td><td>・頭頸部／上部消化管のがん患者、同部位の外傷患者
・神経変性疾患患者（ALS、筋ジストロフィー等）
・クローン病患者
・嚥下障害を有するが意識障害は重篤でない脳血管疾患患者／嚥下リハビリ中の患者
・経口摂取のみでは不十分な状態であるが、意識障害や認知機能障害は重度でない患者等</td><td rowspan="4">胃ろうの使途
・疾病や受傷による経口摂取困難時の一時的な代替 AHN
・恒久的な AHN
・経口摂取との併用のための AHN
・薬剤等の投与
↓
直接の医学的効果
・栄養状態の改善
・脱水状態の予防と改善
・誤嚥性肺炎の予防
・感染症の予防
・褥瘡の予防と改善
・他の身体状態の改善
・苦痛／不快感の低減
↓
おもな施行目的
心身状態の改善
QOL 維持・向上
生存期間の延長
「本人の満足」向上
↓
人生の物語りの充実</td></tr>
<tr><td>2. 施行目的の一部についての達成可能性は高いが、目的が達成された状態に対する評価が個人の価値観・死生観により異なる患者群（適応各自）</td><td>・急性の重度の脳損傷後の遷延性意識障害患者</td></tr>
<tr><td>3. 施行目的の達成可能性が不明確で、かつ、目的が達成された状態に対する評価が個人の価値観・死生観により異なる患者群（適応各自？）</td><td>・ADL が高度に低下し、認知症も合併している患者（脳血管障害型、アルツハイマー型と脳血管障害型の混合型、他）
・重度の意識障害を有する寝たきりの高齢患者</td></tr>
<tr><td>4. 施行目的の達成可能性が著しく低い患者群（適応外）</td><td>・老衰*1の終末期
・高齢のアルツハイマー型認知症の終末期患者：FAST 7（d）以降*2</td></tr>
</table>

＊1：老衰とは、「死に至る特定の疾患や外傷をもたないまま、加齢に伴い心身の機能が低下、虚弱化し、死に近づいた状態」、および、「脳血管疾患などの身体疾患を契機として、徐々に精神・身体機能が低下・衰弱していき、寝たきり・全介助状態に至り、肺炎、心不全等を次々に引き起こしながら死に至る例なども含め、特定疾患や臓器不全というよりも個体全体の「老化」の結果の死が予測される場合」
（参考文献：遠藤英俊：老衰と老衰死．非がん疾患の緩和ケア（平原佐斗司編）、南山堂、2011、pp. 88-90.、植村和正：高齢者の終末期医療の特徴。これからの老年学――サイエンスから介護まで［第二版］（井口昭久編）、名古屋大学出版会、2008, pp. 304-307）

＊2：アルツハイマー型認知症の終末期

FAST（Functional Assessment Staging、アルツハイマー型認知症の病期分類）の7（d）以降 7(d)　座位保持（着座）能力*3の喪失 7(e)　表情の喪失 7(f)　昏迷および昏睡　（最重度）

＊3：医学系では「着座」と訳されることが多いが、介護系では座位保持という表現が一般的なので併記した。

EGや胃ろうを拒否することもないとはいえない。そのような場合、医療者は患者の拒否の真意を探索するよう、コミュニケーションを取ることが求められよう。

分類2「PEGの施行目的の一部についての達成可能性は高いが、目的が達成された状態に対する評価が個人の価値観や死生観により異なる患者群」(適応各自)

ここに挙げている急性の重度の脳損傷後の遷延性意識障害(持続的植物状態)患者においては、その原因が病気(内因性)による場合でも外傷(外因性)の場合でも、胃ろう栄養法は生存期間の延長を年単位で可能とすることが多いことは1990年代から知られている。胃ろう栄養法が人工的水分・栄養補給法として医学的に優れた効果を有することの証左といえよう。

しかし、患者が若年で特に外因性の場合は異なるが、患者が50歳以上で内因性の場合は半年間以上にわたって重篤な意識障害が遷延した場合、その後に意識を回復する可能性は非常に小さいと言われている。

意識を回復しないまま生存期間が延びた場合にそれを肯定的に評価するか、または否定的に受け止めるかは、本人とその関係者の価値観や死生観による。したがって、胃ろう栄養法の人工的水分・栄養補給法としての医学的な効果は認められるが、適応は各自の判断となるので、第三者である医師ら医療者には適否の判断が困難である。この分類の具体的な症例についてはさらに後述する。

分類3 「PEGの施行目的の達成可能性が不明確で、かつ、目的が達成された状態に対する評価が個人の価値観や死生観により異なる患者群」(適応各自?)

この患者群においては、医学的な効果の達成可能性に関する評価は定まっていないといえる。胃ろう栄養法を導入すれば、人工的水分・栄養補給法を行わない場合よりは生存期間がある程度延びることは多いと考えられるが、延長期間は限定的である。また、延びた生存期間をどのように評価するかという点では、分類2の患者群と同様といえる。

この患者群に胃ろう栄養法を導入した場合の患者の予後と終末の状態に関しては、小坂陽一らの研究知見が参考になる。小坂らは2000〜2008年までの期間で、寝たきり状態であって意識障害や認知症を合併する65歳以上の入院患者について調べ、経管栄養法(胃ろう栄養法および経鼻経管栄養法)導入の状態で死亡した163名について分析した。寝たきり状態は、食事、排泄、座位保持の3項目が自立的に不可能な状態と定義された。

その結果、予後を決定する因子として重要なのは、経管栄養法導入前の寝たきり期間であることが示された。その期間が6カ月以上だった患者群では、経管導入から1年以内の死亡率は約95％であった。また、肺炎等感染症による死亡率は78・5％、播種性血管内凝固症候群もしくは多臓器不全を合併した死亡率は38・0％であった。

小坂は「寝たきり状態で、認知機能障害を合併した高齢者に限定して考えた場合、経管栄養法の施行は、予後経過、死亡原因からみて、終末期・緩和医療の観点からは満足のいくものではない」と述べている。

しかし、この患者群においては未だに患者の生命予後等に関する医学的なデータの集積が不十分であるため、判断に資する更なる研究が必要といえるだろう。

分類4　「PEGの施行目的の達成可能性が著しく低い患者群」（適応外）

この患者群として、アルツハイマー型認知症と老衰の最終段階を挙げている。部分的には分類3がさらに重度化した状態といえ、分類3と分類4の明確な線引きは困難である。第1章においてみたように、アルツハイマー型認知症の場合、その病期分類であるFAST（Functional Assessment Staging）でいえば、末期はFAST7（d）以上に進行した状態と考えるのが一般的である。

この段階の患者群についても、日本では胃ろう栄養法の導入を選択する医師が少なくなかった。前述の、2010年度に筆者らが実施した日本老年医学会の医師会員全員を対象とする調査において、アルツハイマー型認知症末期患者（FAST7〔e〕の設定）の摂食困難な仮想症例を示し、人工的水分・栄養補給法の第一選択を質問したところ、胃ろう栄養法を第一選択と回答した医師は20・5％、経鼻経管栄養法を第一選択と回答した医師は13・3％と、医師の3分の1は経管栄養法を第一選択とした。

しかし、老年のアルツハイマー型認知症の終末期でフレイル（frailty）が重度に進行した段階で胃ろう栄養法などの経管栄養法を導入するという選択は、欧米の先行研究の知見に照らして、疑問を持たざるを得ない。（フレイルについては第7章を参照のこと）

第1章でも述べたように、日本よりもアルツハイマー型認知症に関する研究知見の蓄積が厚く、この患者群への胃ろう栄養法の導入経験もはるかに長く、その結果、この患者群では胃ろう栄養法は適応外であるとしている報告が世界のトップジャーナルに数多く掲載され、ガイドラインにも記されている。（第1章の図表3参照）

これらの論文は、「この患者群にはPEGを施行すべきではない。胃ろう栄養法の益と害や負担を総合すると、患者の害や負担になるといえる」と結論し、「この患者群では適切に配慮された食事介助を行い、それが限界に達したら人工的水分・栄養補給法を行わずに看取りへ向かうべき」と述べている。

†認知症の原因疾患を問わない「分析」の意味のなさ

これまで日本国内で実施された研究のおもな知見として、PEGを施行して胃ろう栄養法を導入した患者の生命予後について、「海外の報告と比較して、日本人の生命予後は著しく良好」としているものが多々みられる。それによって、前述の分類4でもPEGの適応と主張する医師もいる。

しかしこれらの研究では、認知症の原因疾患の違いを問わずデータ収集して分析対象としており、科学的なデータ集積と分析といえるのか大いに疑問である。認知症は原因疾患によって経過も摂食嚥下障害となる原因も異なるので、原因疾患を問わずに〝分析〟と称する作業を行っても、その結果に意味はない。

ここで認知症について少し説明してみたい。認知症は疾患そのものではなく、疾患などによって引き起こされる症候群である。世界保健機関（WHO）の加盟国が使用している国際疾病分類（ICD）によると、「認知症とは、通常、慢性あるいは進行性の脳疾患によって生じ、記憶、思考、見当識、理解、計算、学習、言語、判断など多数の高次大脳機能の障害からなる症候群」である。日常的に認知症という用語でひとくくりにされがちであるが、その症候群をきたす原因疾患（基礎疾患ともいう）は数多くある。認知症は外傷

BOX 2 認知症をきたすおもな疾患

・アルツハイマー病
・レビー小体型認知症
・脳血管疾患
・その他の変性疾患：ピック病、パーキンソン病、筋萎縮性側索硬化症（ALS）、進行性核上性麻痺（PSP）、オリーブ橋小脳萎縮症（OPCA）、ハンチントン病、進行性皮質下神経膠症、大脳皮質基底核変性症（CBD）、歯状核赤核淡蒼球ルイ体萎縮症（DRPLA）、視床変性症、FTDP-17
・プリオン病：クロイツフェルト・ヤコブ病（CJD）、ゲルストマン・シュトロイスラー・シャインカー病（GSS）
・感染症：単純ヘルペス脳炎、日本脳炎、エイズ、進行麻痺（梅毒）、髄膜炎（結核、真菌）
・正常圧水頭症（NPH）
・頭蓋内占拠性病変：脳腫瘍、脳膿瘍、慢性硬膜下血腫

によって引き起こされる場合もある（BOX 2）。原因疾患によっては認知症の進行の過程つまりプロセスが大きく異なるので、単に認知症とひとくくりにして語ろうとすると、医学的に不適切な場合が多くなる。医学的に不適切な判断をしているところで倫理的に適切に判断することはできない。

例えば、四大認知症といわれる、アルツハイマー型認知症、レビー小体型認知症、血管性認知症、前頭側頭型認知症において、食に関する問題を比較した場合に、疾患によって症状の違いが大きいことが報告されている。

この分野における研究で著名な池田学によると、嚥下障害はアルツハイマー型認知症では認知症の重度化とともに目立つようになるが、レビー小体型認知症では疾患の初期でも有意に嚥

下障害や食欲低下がみられることが明らかになっている。また、血管性認知症では血管障害の部位や大きさによって症状はさまざまであり、前頭側頭型認知症では早期から多彩な食行動異常などの行動異常がみられる。

従来、日本社会で行われてきた認知症と摂食嚥下障害や人工的水分・栄養補給法の問題に関する研究の多くにおいて、原因疾患による違いが認識されず、認知症という括りでひとまとめにデータ収集され、〝分析〟され、報告されてきた。そうした研究には科学性と論理性に問題があるので、研究論文や報告を読む際には注意を要する。

また、国内の研究論文で「胃ろう造設は認知症の早期、晩期を問わず生命予後の改善に寄与する」、「胃ろう造設は認知症の早期、晩期にかかわらず肺炎の改善に寄与する」という結果を述べているものがあるが、対照群を設けない調査においてこの知見を導くのは困難と考える。

さらに、「認知症の早期に胃ろう造設した方が、経口摂取機能の改善が期待できる。日常生活自立度の改善が期待できる」など、認知症の早期に胃ろう造設することを推奨している研究論文もある。認知症の早期の段階であれば、胃ろう造設に対する患者本人の意向が非常に重要になると考えられるが、これらの論文においては、本人からインフォームド・コンセントを得たかどうかに関する記述はみられない。

4　看取りケアへの示唆

日本における調査で分類3と分類4の患者群の状態において胃ろう栄養法を望む患者は少ないことは1990年代から示されている。望ましいのは可能な限りの食事介助であると考えられることはすでに述べた通りである。

口腔ケアによって摂食状態の改善が認められる場合も少なくないので、より早い段階から、歯科医や歯科衛生士が医療ケアチームに参画していることが望ましい。

誤嚥しがちであっても、好きな食べ物ならば誤嚥しないということはしばしば聞かれることであり、摂食可能な食べ物を探し、摂食可能な形にして食べてもらう工夫をすると患者のQOLの改善にもつながる。

そのようにしながらも、やがて食事介助が限界に達するときがくる。その後の摂食困難状態に対しては、胃ろう栄養法などの人工的水分・栄養補給法は行わず看取るというのが、欧米の医学会やアルツハイマー協会のガイドラインが示すところであるということは第1章において述べた。

国内の研究でもこうした看取りを推奨しているテキストもある。例えば名古屋大学の老年学の専門家らが刊行した『これからの老年学』（名古屋大学出版会）では、「「老衰」の過程で生じる「摂食不能」を放置すれば「死」に至るが、この「老衰死」は「脱水死」であり、通常、苦しみは少なく、死亡までの期間も短く、治療による苦痛もない、ある意味で理想的な死に方といえる」としている。

5 医学的適応と価値観・死生観——物語られるいのちへの視点

分類2あるいは分類3においては、PEGの適応を各自の判断としている。それは、胃ろう栄養法によって生存期間の延長効果が認められる可能性があっても、その状態での生存期間の延長をどのように評価するかは、本人と関係者の価値観や死生観に大いに関係し、病態生理学的な延命効果だけで本人のためになるか否かを判断することはできないからである。つまり、医療者の医学的な判断だけでは決めることはできないということである。

医学的な効果の意味を本人の視点で捉えることが必要である。それは、標準的な医学的適応を本人にとっての最善の実現という観点で捉えなおすということであり、日本老年医学会の高齢者のエンドオブライフ・ケアのガイドラインである「立場表明２０１２」がいうように、「本人の満足」を中心に考えるということである。

なお、その際のアプローチとして、清水哲郎の「生命の二重の見方」理論が役に立つ。これは、「人の生命は生物学的生命（biological life）を土台に、物語られるいのち（biographical life）が関係する人々の物語りと重なり合いながら形成されている」という考え方である。

人は誰でも思想信条、価値観、人生観、死生観等を踏まえた意向をもち、それを反映させた個別で多様な人生の物語りを生きている。日常の中でそれと意識することはなくても、一人ひとりがさまざまな場面でそれぞれの選択をしつつ暮らしている。そしてその物語りは、本人単独で作られるものではなく、日々、他者の物語りと重なり合って形成されている。本人らしさやＱＯＬを決めるのは物語られるいのちであり、したがって、生物学的な生命の重要性を決めるのも物語られるいのちである。

病態生理学的データや医学的な証拠（evidence）は重要である。しかし、一人ひとりにとっての最善は、それだけで判断できるものではないのである。そう考えると、本人の物語られるいのちという視点から、今、行われている医療行為の意味を考えることこそが重要であるといえる。「生命の二重の見方」理論と意思決定のあり方については、第５章にて詳述する。

6　医師の価値観と死生観が選択肢に及ぼす影響

治療法の選択肢を判断する際に、医師には自らの価値観と死生観について自覚的であるよう求めたい。診断し、治療法の選択肢を示すのは医師の仕事である。医師は自らが選択肢として認識する方法を患者側に提示する。医師がある治療法を選択肢として認識しなければ、それが治療法の選択肢として患者側に示されることは、通常、ない。

患者のなかには、医師から提示されない選択肢に言及したり要望したりする人もいるが、そうした人はかなりの少数派である。それに、医師が提示しない選択肢に言及することは、そもそも患者にとって心理的負担を伴うことである。

前述のように、２０１０年の日本老年医学会医師会員対象の調査において、アルツハイマー型認知症末期で誤嚥性肺炎を繰り返した後に経口摂取困難となった85歳のＦＡＳＴ７（ｅ）のシナリオ症例に対する人工的水分・栄養補給法の第一選択を質問したところ、「胃ろう栄養法導入」を選択した医師は全体の２割、「経鼻経管栄養法導入」を選択した医師は1割強、「人工的水分・栄養補給法をすべて差し控えて自然経過に委ねる」を選択した医師は1割、「末梢点滴を行いながら自然経過に委ねる」を選択した医師は約5割であった。

このシナリオ症例に関して医師の意識を探る質問項目を約20問設定し、その回答を因子分析した結果、医師の価値観や死生観が上記の選択に重大な影響を及ぼしていることが示された。

シナリオ症例について「人工的水分・栄養補給法の差し控えは餓死させることであり、許されない」、「少しでも延命の可能性があるならば人工的水分・栄養補給法を行うべきである」と考える医師は、胃ろう栄養法導入を第一選択とした。

一方、「人工的水分・栄養補給法を差し控えて枯れるように死ぬことは自然である」、「強制的な栄養投与は非倫理的」と考える医師は末梢点滴だけを行うか、人工的水分・栄養補給法を行わずに自然経過に委ねる方法を選択したことが統計的に示されたのである。

臨床医は人工的水分・栄養補給法の差し控えについてしばしば「法的問題になる」、「マスコミが問題視する」、「患者の遠くの親戚が問題視する」、「社会のコンセンサスが形成されていない」と語り、そうした理由のために人工的水分・栄養補給法の差し控えは困難と自らは認識しているが、これらの要因が人工的水分・栄養補給法の第一選択に及ぼす影響は、この調査では統計的に有意ではなかった。

つまり、人工的水分・栄養補給法の第一選択の決定に有意な影響を及ぼしていたのは、人工的水分・栄養補給法の差し控えに関する法的問題やマスコミ問題やコンセンサス欠如などではなく、医師の価値観・死生観だったのである。これが数値的に示されたことは、この研究知見の大きな意義のひとつだと考えている。

臨床医には、自らの価値観・死生観が診療に重大な影響を及ぼしていることに自覚的であることと、患者の価値観・死生観をさらに意識して尊重することを求めたい。

第3章

混乱からガイドライン策定へ

1 ある新聞記事——ものの見方の違い

少し時をさかのぼる。1997年1月27日、ある全国紙の1面トップに、「栄養チューブ使わず死亡」という見出しの長い記事が掲載された。その記事の冒頭部分を引用する。

「衰弱患者 1年で20人」「栄養チューブ使わず死亡」「院長明かす「3年前から」」

高知市の老人病院が、食べ物を飲み込めなくなった患者に対し、人工栄養チューブを使えば延命の可能性があるのに使わず、この1年間で20人を「消極的安楽死」させていたことが26日までに分かった。患者のほとんどは痴呆症（引用者注：認知症の旧名称）で本人の意思確認はできていない。（中略）栄養チューブは、体の負担は少なく効果も高く、老人医療の現場で広く行われている。今回のように病院が「使用せず」の方針を実践し、公にするのは異例で、衰弱老人の末期医療をめぐる論議に一石を投じそうだ。

「家族には事前説明」

この病院は○○病院（村井淳志院長、255床）。老人は痴呆症や脳こうそくが原因で、飲み込む機能の障害が起こり、食べられなくなることが多い。

村井院長によると、同院では3年ぐらい前から、鼻から胃にチューブを通し、栄養剤を流す人工栄養注入は行わない方針をとり、代わりに注射器で口から栄養剤を入れるなど経口摂取に努力し、最低限の点滴をしている。〈後略〉

（毎日新聞、1997年1月27日　朝刊）

人工栄養チューブとは、前章で言及した、経鼻経管栄養法や胃ろう・腸ろう栄養法などで使うチューブのことである。摂食嚥下困難時の水分・栄養補給に使用する。薬剤も投与できる。経鼻経管栄養法や胃ろう・腸ろう栄養法などはこのようにチューブ、つまり、管を経て人工的に水分・栄養を補給する方法なので、経管栄養法（tube-feeding）と呼ばれている。

この記事は、摂食嚥下困難となった高齢患者に経管栄養法を施行せず自然な看取りをしていた病院について、「院長明かす「3年前から」」という、悪事の告白を連想させる見出しもつけ、「栄養チューブは、体の負担は少なく効果も高く、老人医療の現場で広く行われている」にもかかわらず、この病院ではそれを行わずに看取っていたと、告発的な論調で書いた。しかも一面トップで紙面の半分以上を使った。スクープ扱いであった。(5)

この記事がいう「効果」とは、生存期間の延長効果のことである。生存期間が延長可能なのにそれをせずに自然な経過で看取ったのは倫理的に問題である、という見方をしている。

一方、この報道で糾弾された村井医師は、この報道に関して以下の内容のメールを筆者宛に書き送り、事情を説明してくれた。本人の許可を得て掲載する。

小生は1991〜2001年の10年間、高知の病院で看護師、介護士、栄養士、PT（理学療法士）、OT（作業療法士）、ST（言語聴覚士）、そして医師と協力し、嚥下に問題のある患者さんが一日でも長く自分の口で食べられるようケアの充実に努めた。

ケアの第一は、患者さんを食事の場、集団リハビリの場、レクリエーションなどに参加してもらい精神的な刺激を与えて精神を活性化することである。次に、巧みな、そして時間をかけた食事介助である。栄養士による食事の工夫、PTによる嚥下し易い姿勢など、リハビリ専門職の協力も欠かせない。嚥下を抑制する投薬を減らし、嚥下を改善する治療をするなど医師の協力も大切である。

しかしそれだけではない。症例を示そう。70歳代のアルツハイマー病の女性、褥瘡(床ずれ)が治癒しないからと入院した。発病以来10年以上経過し、コミュニケーションがまったく不可能な重度の患者であったが、栄養の改善と体位変換などのケアによって、褥瘡は治癒した。そこで退院のため準備を始めた頃、嚥下が困難になった。そこで、柔らかく細い合成樹脂のチューブを鼻孔から咽頭近くに挿入し固定した。これは殆ど苦痛を与えない処置である。ここから冷水を1ml注入すると嚥下反射が誘発される。これを繰り返すとリハビリになる。1日に3度、毎日繰り返すと、嚥下反射が強化され嚥下運動がスムーズになった。この嚥下のリハビリを1カ月程続けた結果、食べられるようになった。

こうして1年が過ぎた頃、再び食べられなくなった。そこで又チューブを入れて咽頭を刺激したが、今度は嚥下反射が全く起こらない。嚥下出来なければ食べることは出来ない。いよいよ食べられなくなった、最終段階であると夫に告げたが、夫は諦めきれなかった。そこで鼻から管を入れて人工的水分・栄養補給法を開始した。1カ月すると肺炎を起こした。絶食にして治療を開始。治癒と共に人工的水分・栄養補給法を再開。しかし1カ月でまた肺炎。治療したが死亡した。約2カ月の経過である。嚥下反射が完全に失われてからわずか2カ月の余命であった。

「食べられなくなったら」と簡単に言うが、その意味はいろいろである。病気で急性期病院に入院した高齢者は多くの場合、絶食になる。これが1週間も続けば廃用症候群で歩けなくなり、嚥下できなくなることが多い。しかし、病院ではこのままでは退院させられないと安易にPEGを行う。本当に嚥下運動が完全に失われたとは考え難いが、病院の医師には嚥下障害を詳しく解析する時間的余裕も介護力もないので、一概に批判は出来ない。

しかし患者にとっては重大事件であり、嚥下能力が残っておればこれを快復させる必要があろう。「食べられなくなる」と簡単に言われるが、事は簡単ではない。本当に食べられなくなったのか、慎重に確認せねばならない。本当にそうであるならば、これがその人の最期であると諦めるしかないであろう。

小生はこの様にして高齢者の終末に対応してきた。しかしマスコミはどう理解したか。高知の病院を取材にきた毎日新聞の記者は、このケアを「安楽死」であると毎日新聞の一面記事のトップで大きく報道したのである（1997年1月27日、署名入り）。PEGが流行しだした1990年代、彼は「食べられなくなればチューブを入れるのが常識」と広言して憚らなかったのである。

おまけに心臓病や肺炎などチューブとは関係なく死亡した患者さんまで、全ての死亡例がチューブを入れれば助かったことにして「20人を安楽死」などと報道した。マスコミが如何に間違った報道をして世論を惑わしているか、恐ろしいことである。

PEGは優れた技術であり、神経難病のALSなどQOLが高くなる患者さんは多い。しかし末期の認知症の場合はどうか。米国のPEG開発者も、これを積極的に導入した我が国の外科医もその様な使われ方を批判している。またPEGによって胃ろう栄養法を開始してからの生存期間が議論されている。その場合、対象の疾患が問題になる。進行性のアルツハイマー病と進行性ではない脳血管障害は区別せねばならない。さらに廃用症候群で、まだ嚥下能力が残っている患者にPEGがなされれば、皮肉なことであるが生存期間は当然長くなる。PEGが安易に作られている現状をみると、その可能性を考えねばならない。

（村井医師から筆者へのメール）

この記事によって報道された内容の真実がこの医師の文章の通りであったとすると、報道が不適切であったことは明白であり、同院長が報道により誹謗中傷されたと主張するのはもっともだろう。

しかし、通常、社会的責任を十分認識し、バランスのとれた報道姿勢を取ることを心がけているはずの新聞社が、しかも長い歴史をもつ日本で有数の新聞社がこのような記事を掲載したのはなぜなのか。この記事の後、訂正記事は掲載されなかったのだから、同社としては誤報ではなく見解の相違と判断したのだろうか。

単に担当記者の価値づけとそれによるものの見方の問題ではない。新聞記事は担当記者が書いたものをデスクと呼ばれる上司がチェックし、整理部も編集局上層部も点検する。不適切な報道がなされないように幾重にもチェックされる。まして、一面トップ記事であり、他紙は掲載していない〝スクープ〟である。新聞社としての威信をかけた記事といえるだろう。

報道内容の多くはその時代の社会認識を反映する。この記事は1990年代後半という時代の日本の社会認識を反映しているものであったといえるのではないだろうか。

当時は、口から食べることが困難な高齢者には栄養チューブを入れることは通常の医療行為とみなされていた。栄養チューブを入れ栄養を補給すれば生存期間が延長可能であるなら、それを行うことは当然であり、それを行わずに済ますことは許されないような社会の空気が支配的であったと考えられる。

しかしその時代でも、村井医師のような考え方をする医療者は存在していた。摂食が困難となったら嚥下リハビリを尽くし、また食事介助も工夫して、患者がなんとか経口摂取可能なうちはそれを継続してもらう努力をした。そして、そのうえでやがて人生の最終段階に到り経口摂取ができなくなったら自然の看取りという選択肢も人工的水分・栄養補給法の選択肢とともに家族に説明した。

こうした医師は、1990年代は村井医師を含めごくわずかであったと思われる。筆者が2000年代初頭に臨床現場で調査した際にも、このような認識で臨床実践する医師は大変な少数派だった。しかし今や多数派になっている。

現代、村井医師のような対応は医学的にも倫理的にも推奨されている。日本社会における医師の価値観と実践がこの20年で180度変わったといえる。

2 日本老年医学会がガイドライン策定へ

†「立場表明」

日本老年医学会は人生の最終段階における医療とケアのガイドラインである「立場表明」を2001年に発表した。日本の幾多の医学会のなかで、人生の最終段階における医療とケアに関するガイドラインを発表したのは、日本老年医学会が最初だった。

なぜ、この学会が他の学会に先駆けてこの行動をとったのか。実は、きっかけは前述の毎日新聞の記事だった。この記事で不当に誹謗されたと主張した村井医師は同学会の会員だったのである。

この記事は同学会に激震をもたらした。日本老年医学会会員であり日常的に多数の高齢患者を診ている医師が、摂食困難となった高齢者20人に栄養チューブを使わず「消極的安楽死」させたと主張する一面トップの記事は、高齢者医療のプロ中のプロとして診療している専門職集団にとって、その矜持の足元を揺さぶる大事件だった。

マスコミの力は大きい。その大きな力で一般市民の間に拡散させた医師に対する不信と誤解を払拭すべく、日本老年医学会は1998年にガイドラインの策定に着手した。同学会倫理委員会が中心となってまとめ、2001年に発表されたガイドラインは、その名を「立場表明」という。学会と会員の立場を社会に表明する視点でまとめられている。

「立場表明」は全体で13項目からなり、「立場」の1番目において、「高齢であることや自立能力が低下しているなどの理由により、適切な医療およびケアが受けられない差別に反対する」と医療における高齢者差別（エイジズム）に反対する姿勢を最初に明確にしている。

この姿勢の表明を第一番目としたことに、ガイドライン策定の契機となった報道の影響がみてとれるのではないだろうか。

立場の2番目は、「医療とケアは本人の価値観や思想・信仰を十分に尊重すること」、3番目は、「患者の生活の質（QOL）の維持・向上に最大限の配慮がなされるべきである」と続く。

しかし、くだんの報道において問題の焦点であった、人生の最終段階において経管栄養法を差し控えることに関する記述はみあたらない。

ガイドライン策定にあたった学会員の話によると、当時、経管栄養法の差し控えに関する議論も当然ながら行われたという。しかし、差し控えの判断基準や根拠に関して合意が形成されず、また、医学会として何らかの判断基準を示すには２００１年という年代は社会的に時期尚早とみられ、経管栄養の考え方に関する立場の表明は見送られたという。

そして、10年余経過した。その間、つまり、21世紀の最初の10年間余で、日本社会においては第2章で述べたように胃ろう栄養法が劇的に拡大し、弊害も多々発生するようになった。それらは、胃ろう栄養法のために本人らしくない最終段階の生き方を強いられている、無理やり生かされている、尊厳が損なわれている、平穏な最期が妨げられている、というものだった。

こうしたケースでは、意思疎通も経口摂取も困難な患者を前にした医師が胃ろう栄養法の導入を患者家族に提案し、家族が胃ろう造設に代理で同意することがほとんどだった。この問題は拙著『延命医療と臨床現場——人工呼吸器と胃ろうの医療倫理学』にて詳述した。

この類の問題は全国で多数発生し社会問題化した。幾多の新聞記事などが報道し、胃ろうに関して前述したような数々の利点を理解せずに、一様に悪いイメージをもつ人たちも出始め、これも問題化した。

すでに述べてきたように、ＰＥＧを施行して導入する胃ろう栄養法は、人工的に水分と栄養を補給する方法として、現代、医学的には最も優れた方法である。問われているのは胃ろうの是非ではなく、使い方の問題なのである。優れた道具をどのように使うか。使い方によっては、人を幸福にも不幸にもするのである。胃ろうが尊厳を損なうのではなく、その使い方によっては、尊厳が損なわれる場合もあるということである。

尊厳を損なわないような使い方に関して、日本老年医学会は2012年に2つのガイドラインを発表した。そのひとつは次節で述べる「立場表明2012」であり、もうひとつは次章で述べる「高齢者ケアの意思決定プロセスに関するガイドライン――人工的水分・栄養補給の導入を中心として」である。

†「立場表明2012」

胃ろうをめぐる混乱が著しくなるなか、先述の「立場表明」は社会状況の変化に合わせて改定が必要となった。

そこで改定版が検討され、発表された。それが「立場表明2012」である。その全文は日本老年医学会のホームページなどを参照されたい。

改訂版の要点として、まず、2001年の「立場表明」発表時に今後の課題として残された経管栄養法に関して、どのような考え方が示されたかを述べる。

「立場表明２０１２」は全部で11項目で構成されている。その第一番目である「立場１」の「年齢による差別（エイジズム）に反対する」という項目のなかで、要介護状態であっても認知症を有していても、本人にとって「最善の医療およびケア」を受ける権利があると謳っている。そしてその権利は高齢で重い障害があっても保障されるべきとし、胃ろう造設を含む経管栄養法やその他の治療が、本人の尊厳を損なったり、苦痛を増大させたりする可能性があるときには、治療の差し控えや治療からの撤退も選択肢として考慮する必要があるとしている。

最初の「立場表明」から10年余を経て、社会の状況や人々の価値観や認識の変化を反映し、経管栄養法や人工呼吸器による治療も、本人の尊厳を損なうときは行わず、いったん開始した治療でもその継続が本人の尊厳を損なうなら終了することも選択肢となることが、この学会のガイドラインで初めて示された。

「立場３」は「本人の満足を物差しに」という項目である。「高齢者の終末期の医療およびケアにおいては、苦痛の緩和とＱＯＬの維持・向上に最大限の配慮がなされるべきである」と記載されている。

「本人の満足を物差しに」するということは、本人の視点で医療とケアの意味と意義を判断しそれを尊重することと解釈できる。従来、医学・医療においては、生存期間を延長することが可能な医療は行うことが当然であり、それを行わないことは生命軽視であるという見方が支配的であった。そうした伝統的見方を改革する新たな価値が、高齢者医療を専門とする医学会から示されたのである。その意義は非常に大きいといえる。

そのため、「立場表明2012」は発表されると大きな反響を呼び、多数のマスメディアがこぞって報道し、医療関係者ばかりでなく多くの市民が知るところとなった。これは次節で詳述する「意思決定プロセス・ガイドライン」とともに、臨床現場における意識の変容と実践の変革を生んだといえる。

†「尊厳」とは

「立場表明」に「尊厳を損なう」という表現がみられる。「尊厳」は医療・ケア分野でしばしば使用されている言葉だが、解釈が難しい言葉でもある。松田純は、「「尊厳」は長い歴史をもつ概念ではある。特に生命科学の分野でしばしば用いられ、2000年以降、その頻度が高まり、現在、日本で「尊厳」という言葉が使用されている法令数はおよそ25ある。しかしながら、そうした「尊厳」の意味を明確に説明できる人はめったにいない」と述べている。

国語辞書で「尊厳」を引くと、「尊く厳かで犯しがたいこと」とある。つまり、説明されているのではなく、漢字の意味が書いてあるだけである。

そこで、筆者の前任者の清水哲郎は、「尊厳」の英語であるdignityを英語辞書で引いてみた。例えば、筆者らが愛用している英語辞書のひとつであるCobuild English Language Dictionaryにはdignityの意味が3つ記載されており、1番目の意味は「厳か、穏やかで、自己抑制の効いた振る舞い、ないし現れのこと」(王や教皇の振る舞いなど)、2番目の意味は「尊いものとして大事にするに値する性質」であり、3番目に「誰かの尊厳とは、誰かが自分の重要性について持つ感じ。自らに価値があると感じること」とある。

清水は、医療・ケアの文脈で語られる尊厳について、2番目の意味の例として「受精卵にも生命の尊厳がある」や「どのような状態になっても人間の尊厳に変わりはない」を挙げている。そして3番目の尊厳は主観的自己評価に関することであり、本人が自らのあり方や生を肯定できることに関すると解釈し、文例として、「こうなったら私の尊厳は失われる」などの表現を挙げている。

筆者は、医療・ケア従事者が患者や利用者の尊厳を維持するとは、医療やケアによって、本人が自らに価値があると感じることができるようにすること、本人の自尊感情や自己肯定感を高め、本人が自分のあり方を肯定できるようにすることであると解釈している。

人生の最終段階における医療・ケアは、本人が自分に価値があると感じられるように提供するものであり、医療・ケア従事者には、本人が自尊感情や自己肯定感を最期まで維持して人生をまっとうできるよう支援することが求められる。これは第6章にて詳述するACP（advance care planning）の目標でもある。

本人が望まない医療・ケアを提供することによって、本人の自尊感情や自己肯定感を損なってはならないのである。これは例えば、「延命医療によって尊厳を損なってはならない」というしばしばみられる一文は、「延命医療によって、本人の自尊感情を低下させ、本人を自己肯定できない状態においてはならない」という意味になる。延命医療の是非は、中心的には本人の価値観や人生観・死生観によるということであり、医療者の価値観によるべきではないということである。

ある医療行為が本人の尊厳を損なうか否かは本人の主観による。つまり「立場1」は、本人自身の価値観や思想信条に基づく主観的な判断の尊重を表明していると解釈している。

†治療の「中止」から治療の「終了」へ

「立場表明2012」にみられる「治療の差し控え（withhold）」とは、治療を行わないことである。治療からの「撤退」とは、行っている治療を終了することである。

治療からの「撤退」という表現を用いているのは、この概念が西洋由来のものであり、英語の“withdrawal of treatment”を翻訳して使用しているからである。

筆者は“withdrawal of treatment”を日本語で表現する際には英単語の直訳ではなく、意味を表現して「治療の終了」といっている。行っていた治療を終了するから「終了」である。

従来、日本の医療倫理や生命倫理の学問領域で“withdrawal of treatment”が「治療の中止」と訳されてきたため、筆者もしばらく前までは躊躇しつつも仕方なく踏襲してきたが、やはり不適切な表現は用いるべきでないと判断し、適切な表現として「終了」や「取りやめ」を使うことにした。いずれを使用するかは文脈による。

なぜ「中止」では不適切なのか。

国語辞書によると、「中止」は「中途でやめること。また、計画を取りやめにすること」を意味する。「雨で試合が中止になる」、「取引を中止する」、「発売中止」などと用例が記されている。「雨が降ったから試合は中止」とは、本来、行うべきだった試合が雨天のために中途でやめざるをえなかったことを意味する。

延命医療の「中止」という用語を用いることの何が問題なのか、明白だろう。「中止」を使用すると、本来、継続すべきだったのに何らかの理由でそうしなかった、それは問題だということになる。医療用語に慣れていない一般市民が誤解し、最終段階における医療の意思決定に関する深刻な問題が発生する原因にもなっているのではないかと危惧する。

筆者が「中止」を「終了」にすべきとある研究会で話したところ、ある医療者から、「治療は再開することもあるので、〝終了〟は違う」という異議が表明された。しかし、再開する可能性がある場合は、治療をいったん中断してみて様子をみるのであり、看取りのために延命医療を終了する場合とは医学的な判断と状況が異なる。

3 高齢者ケアの意思決定プロセスに関するガイドライン

†意思決定の道しるべの策定へ

「立場表明2012」は高齢者医療・ケアに携わる専門職の行動指針、つまり職業倫理の指針である。これを基本的な考え方として踏まえつつ、一人ひとりのケースについて具体的に意思決定を支援するには、何をどのように考えればよいのか。その道筋を示したのが、日本老年医学会が2012年に発表したもうひとつのガイドライン「高齢者ケアの意思決定プロセスに関するガイドライン——人工的水分・栄養補給の導入を中心として」である。

同ガイドラインは本書のテーマに直結するものであり、筆者もガイドライン策定に直接関わったので、以下、ある程度紙幅を割いてみたい。

このガイドラインは三部構成で、第一部と第二部は高齢者医療とケアのほぼすべての場面における意思決定のあり方と進め方について参照可能である。第三部は人工的水分・栄養補給法に関する意思決定に特化している。これも前述の胃ろう栄養法の汎用問題への対応という側面が大きかった。

人生の最終段階における医療は、「立場表明2012」がいうように、「本人の満足を物差し」に、患者の幸福に資するために行われなければならない。医療技術を使用する目的は患者の幸せの実現にある。人工的水分・栄養補給法の技術が生存期間の延長に有用かどうかという点だけを判断基準として使用するのではなく、人工的水分・栄養補給法によって患者の幸せを実現することができるかどうかを、一人ひとりの生き方を踏まえて考えるべき時代となった。このガイドラインは、それを考えるための道しるべとして提示された。

†ガイドライン策定のための調査

摂食嚥下困難という事態は年齢を問わず発生するが、多くの場合、患者は高齢者である。意思決定能力が不十分な場合が少なくない。人生の最終段階に人工的水分・栄養補給法を行わないことは非倫理的・非人道的なのか、逆に、さまざまな加齢変性を抱えて生命体として終焉を迎えようとしている高齢者に人為的に栄養を補給することのほうが非倫理的・非人道的なのか。

経腸栄養法にも非経腸栄養法にも複数の方法が存在する現代、いずれの方法を導入すべきか、あるいはいずれも導入すべきでないか、いったん開始した人工的水分・栄養補給法を終了して看取りに向かうべきかどうかなどは、多くの医療・介護関係者や家族にとって難しく悩ましい問題であり、さらに、超高齢社会の進展にともなってより多くの人々が直接関係する問題となった。

そこで、日本老年医学会はガイドラインの策定のため、まず、基礎データを得るために、医師の意識調査を含めた実態調査を2010年に実施した。

日本老年医学会の医師会員を対象とする悉皆調査では、筆者が原案を準備し研究グループ内で検討した。各問は筆者の先行の質的調査の知見をもとに作成した。

中核の問いのひとつとして、「患者さんが認知症末期で摂食嚥下困難な場合、人工的水分・栄養補給法の方針決定の際にどの程度の困難を感じましたか」と質問した。その結果、調査に回答した医師1058名のうち、16%が「非常に大きな困難を感じた」、46%が「ある程度の困難を感じた」、27%が「少し困った」と、ほとんどの医師が何らかの困難感

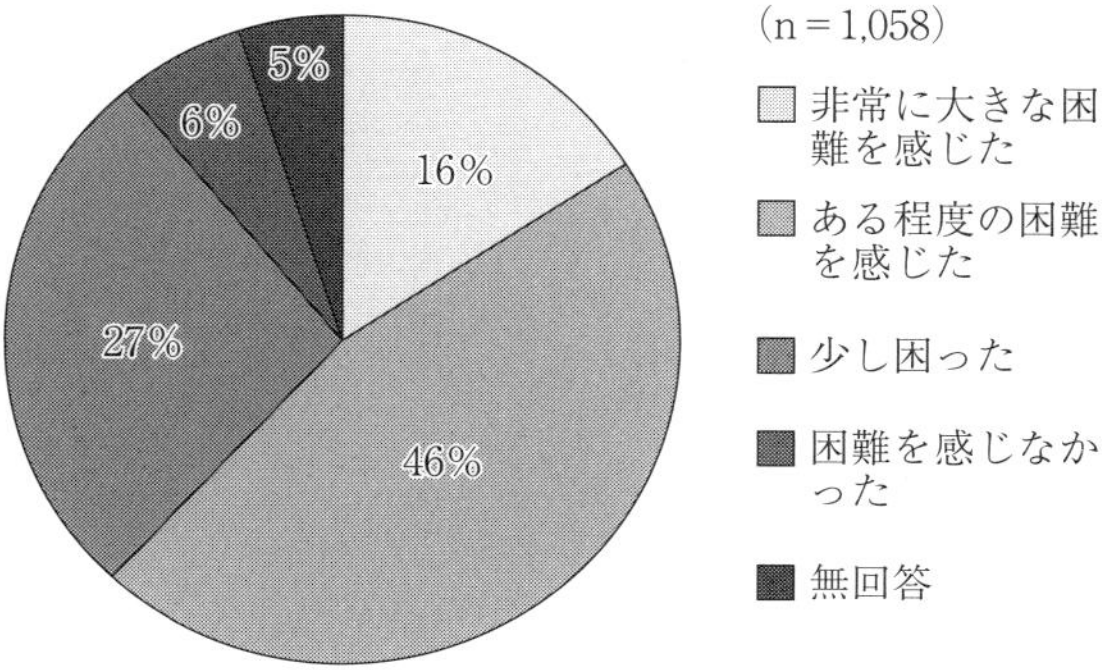

出所)「認知症末期患者に対する人工的な水分・栄養補給法の導入・差し控え・中止に関するガイドライン作成へ向けた検討」報告書日本老年医学会平成22年度老人保健健康増進等事業、2011年3月

図表5　認知症末期・AHNの方針決定の際にどの程度の困難を感じたか

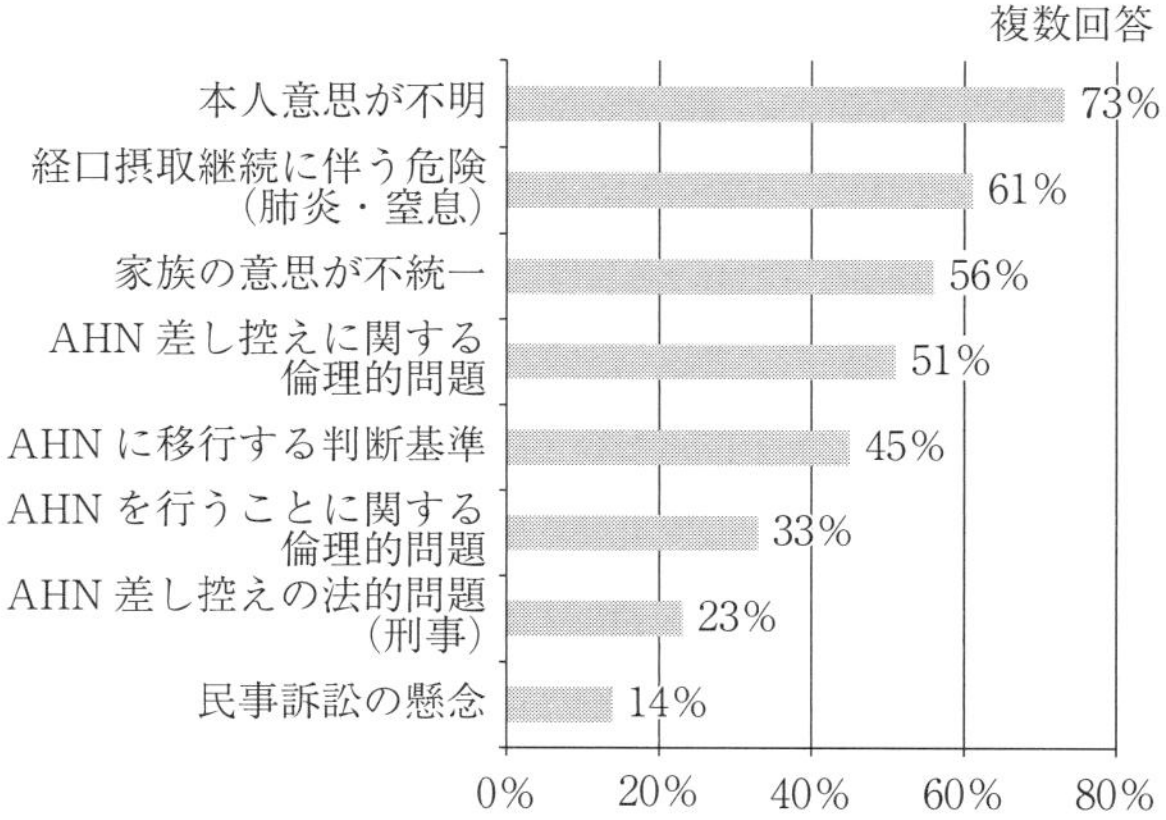

出所）同前

図表6　AHNの方針決定の際に医師が感じた困難の内容

を抱えたと回答し、「困難を感じていない」と回答した医師はわずか6％だった。

そして、この困難感を構成する内容について質問したところ、複数回答で、「本人の意思が不明」（73％）、「経口摂取継続に伴う危険（肺炎・窒息など）」（61％）、「家族の意思が不統一」（56％）、「人工的水分・栄養補給法の差し控えに関する倫理的問題」（51％）、「経口摂取から人工的水分・栄養補給法に移行する判断基準」（45％）、「人工的水分・栄養補給法を行うことに関する倫理的問題」（33％）、「人工的水分・栄養補給法の差し控えに関する法的問題（刑事）」（23％）、「人工的水分・栄養補給法の差し控えに関する法的問題（民事）」（14％）であることが示された。

これらの回答を整理し、①意思決定とそのプロセスのあり方、②人生の最終段階の生き方、③医学的なグレーゾーンの大きさ、④法的な懸念とまとめ、ガイドラインは3部構成とし、法的問題については法律家調査を実施することとした。

このガイドラインについては、日本老年医学会、日本老年看護学会、日本老年社会科学会からの委員が研究班(6)を構成し内容を検討した。さらに、法学と臨床倫理学の専門家も加わった。検討の結果、ガイドラインの基本思想としては、臨床倫理学分野から研究班員となった清水哲郎の臨床倫理理論を採用することとなった。

そして、2012年に発表したのが、「高齢者ケアの意思決定プロセスに関するガイドライン――人工的水分・栄養補給の導入を中心として」である。その概要は次の通りである。

†「高齢者ケアの意思決定プロセスに関するガイドライン」が目指すこと

① 医療・介護における意思決定プロセス

医療・介護・福祉従事者は、患者本人およびその家族や代理人とのコミュニケーションを通して、皆が共に納得できる合意形成とそれに基づく選択・決定を目指す。

本ガイドラインにおける意思決定プロセスとして、本人にとっての最善をめぐって本人を中心に関係者が検討し、関係者が「共同で意思決定」することを推奨している。本人の意思確認が可能なときも、本人だけで自己決定することを求めるのではなく、本人を中心に、家族らにも当事者性の程度に応じて意思決定への参加を促し合意を目指す。医療・ケアチームは、医学的な情報を提供するとともに、患者の価値や生活や人生計画に関する情報を聴き、本人の最善についての道を本人側とともに探る。本人側と一緒に考え、悩みも共有するという姿勢が重要であり、それが双方の納得の源泉となり、意思決定したことの倫理的妥当性を担保するという考え方である。

② いのちについてどう考えるか

生きていることは良いことであり、多くの場合本人の益になる——このように評価するのは、本人の人生をより豊かにし得る限り、生命はより長く続いたほうが良いからである。医療・介護・福祉従事者は、このような価値観に基づいて、個別事例ごとに、本人の人生をより豊かにすること、少なくともより悪くしないことを目指して、本人のＱＯＬの保持・向上および生命維持のために、どのような介入をする、あるいはしないのがよいかを判断する。

「生命」よりも「人生」が優位という考え方が採用されている。人工的水分・栄養補給法の導入・差し控え・終了の意思決定に際して目指すのは、本人の人生をより豊かにすることであり、少なくとも人工的水分・栄養補給法によって人生をより悪くしてはならないということである。本人の生命維持のために本人の人生を蔑ろにしてはならないということである。

従来、医学教育や臨床の場において、救命・延命は医療の目標であった。そのため、生存期間の延長可能性がある場合には、とにかく医療を行うことが当然視されていた。しかし、そのように医療を行ってきた結果、本人のＱＯＬを保持も向上もさせず、本人の意思を尊重しているとは言い難い状態での生存期間の延長が広くみられるようになり、社会問題化した。人工的水分・栄養補給法やその他の医療技術が広く提供されている現代、生存期間の延長可能性は無条件に追求すべき目標とはいえなくなったといえる。

人工的水分・栄養補給法の実施が本人の尊厳を維持するのか、あるいは損なうか、人生をより豊かにするか、少なくともより悪くしないかを判断することは、生存期間の延長可能性を追求するよりもはるかに難易度が高い。この判断をするためには、本人がどのような価値観・人生観・死生観を持って生きてきた人なのかを把握すること、つまり本人像に迫り、そのうえで本人のQOLを判断することが必要となる。

この説明には抽象的な部分もあるので、このような意思決定を実際のケースではどのように考えながら進めるべきか。それは本書の後半を参照されたい。

③ 人工的水分・栄養補給法導入に関する意思決定プロセスにおける留意点

人工的水分・栄養補給法導入および導入後の減量・終了についても、以上の意思決定プロセスおよびいのちの考え方についての指針を基本として考える。ことに次の諸点に配慮する。

①経口摂取の可能性を適切に評価し、人工的水分・栄養補給法導入の必要性を確認する。

②人工的水分・栄養補給法導入に関する諸選択肢（導入しないことも含む）を、本人の人

生にとっての益と害という観点で評価し、目的を明確にしつつ、最善のものを見出す。

③本人の人生にとっての最善を達成するという観点で、家族の事情や生活環境についても配慮する。

臨床倫理的に適切な判断の土台には医学的に適切な判断がある。経口摂取の可能性を医学的に適切に評価し、人工的水分・栄養補給法導入の必要性を確認し、人工的水分・栄養補給法を導入しないことも含めた各選択肢について、「本人の人生にとっての益と害という観点で評価すること」を求めている。つまり、医学的適応を確認し、さらにその意味を本人の人生の視点で捉え直すことが必要ということである。

医学的なグレーゾーンが大きい場合は、意思決定プロセスをさらに丁寧に進めることが求められる。本人の人生にとっての最善を達成するという観点で、医療・介護スタッフと本人および家族や代弁者らが、コミュニケーションを通して、ともに納得できる合意形成とそれに基づく選択・決定を目指すことが推奨されている。

4　法律問題をめぐって

†刑法上の問題に関する懸念について

現場の医師のなかには、人生の最終段階における治療の差し控えや終了について、警察や検察の問題を心配する声がある。前述のように、日本老年医学会の医師会員を対象とする調査においても、人工的水分・栄養補給法の差し控えや終了に関しては法的責任を懸念する医師が少なくなかった。

そうしたことから、筆者らの研究班は日本社会において初となる調査を行った。このガイドラインの発表に際し、法律家に対する調査結果も発表することとしたのである。

この実施を提案したのは、法学分野から研究班に参加していた東京大学法学部の樋口範雄だった。樋口は厚労省が２００７年に発表した、「終末期医療の決定プロセスに関するガイドライン」（２０１５年に「人生の最終段階における医療の決定プロセスに関するガイドライン」と改称、さらに２０１８年に「人生の最終段階における医療・ケアの決定プロセスに関するガイドライン」と再改称）の策定にあたった検討会の座長でもあった。

樋口は厚労省ガイドラインを発表した２００７年にも、またその後も、このガイドラインでは治療を差し控えたり終了したりした医師を法的に守ることができないと批判を受けていた。そこで、今回の学会ガイドラインを発表するなら、それに対する法律家の意見を付すのがよいだろうと提案したのである。

しかし、樋口はそう言いながら、法律家は文言の慎重な解釈を仕事にしている専門職なので、社会的にデリケートな要素をもつ調査には応答しない恐れが高いとも述べた。

「やっても無駄かもしれない。誰からも返事がこないかもね」

そういいながら、筆者に調査の段取りを進めるよう求めた。研究班の他の委員、特に、研究班長の大内尉義・日本老年医学会理事長兼日本老年学会理事長はとても乗り気だった。

「どこの学会もやったことがない調査だ。是非、やろう」

そこで、公表直前の意思決定プロセス・ガイドラインを、全国の著名な法学者や弁護士、元裁判官合計67名に送付し、ガイドラインに沿った意思決定によって人工的水分・栄養補給法を差し控えたり終了したりした場合に、刑法上の問題が発生するリスクがあるかどうかを問うたのである。

具体的には、以下のように質問した。

「高齢者ケアの意思決定プロセスに関するガイドライン――人工的水分・栄養補給法の導入を中心として」に則って、関係者が意思決定プロセスを進めた結果としての選択とその実行について、司法が介入することは実際上あり得ず、あるとすれば極めて不適切である」と本ガイドラインを策定した研究班では考えています。法律家の先生方はどのようにお考えになりますか？

以下の選択肢からご自身のお考えに最も近いものをお選びください。

①ガイドラインの主張に賛同いたします。支持者リストに私の名前を連ねてくださって構いません。

②ガイドラインの主張に賛同いたしますが、諸般の事情により支持者リストに私の名前を連ねることはお断りいたします。

③ガイドラインの主張に直ちに賛同するわけには行きません。

④ガイドラインの主張に反対です。

調査結果は筆者ら研究班員の事前の懸念を吹き飛ばすものだった。調査対象の67名中36名から、まさに迅速に、数日で回答が返送されてきた。その36名中29名は①と回答した。

つまり、ガイドラインの趣旨に賛同し刑法上の問題の発生リスクを事実上否定し、さらに実名を公表し同ガイドラインを支持すると表明した。

また、3名は「おおむね賛同するが若干の文言の修正が必要」と回答し、2名は「氏名は公表しないが賛同する」と回答した。残り2名のうち1名は「ただちには賛同できない」、もう1名は「選択肢が不適切」と回答した。この「ガイドラインの主張に反対する」と回答した法律家はいなかった。

この調査の回答率は54%だった。専門家に対する調査としては高回答率であり、好結果であった。筆者らの研究班は、刑法に関する問題への懸念を実質的に払拭することができたと解釈した。

回答の際に手紙を添えてくださった法律家も数名おられた。そのなかでも著名なある法律家は、この調査そのものに対する賛意を表明し、「これまで日本社会ではあたかも法律が人の最期を穏やかなものにすることを阻んできたように捉えられていて、法律家としては忸怩たるものを感じていた」と述べた。さらに続けて、そのように感じながらも法律家の側からは何らの行動を取らずにいたことについて反省の弁を述べ、今回の調査を実施した筆者らの研究班に謝意を表してくれた。

現代の社会環境では、ガイドラインに沿って意思決定が進められ、それを実行した場合、治療の差し控えも、いったん開始した治療を終了することも、刑法に関わる問題として立件される恐れはないといえる。実際、厚労省ガイドラインが発表された2007年以降、人生の最終段階における治療の差し控えや終了に関して、司直が関与した例は2019年現在、1件もない。

†「クローズアップ現代＋」が報じたこと

医師にとって、延命医療を終了して看取り医療に入ることは、人工的水分・栄養補給法よりも人工呼吸管理の場合に非常にハードルが高いことが筆者の先行研究で示されているが、この点についても近年、変化が見られ始めている。

契機となったのは、筆者の認識では、2017年6月のNHK「クローズアップ現代＋」である。「人工呼吸器を外すとき――医療現場 新たな選択」というテーマで放送されたこの番組では、帝京大学高度救命救急センターに心肺停止状態で搬送されてきた80歳代の男性に対する懸命の救命医療とその後が放送された。

心肺蘇生法によって患者の心拍は再開したが、心肺停止時に血流が止まり脳が酸欠状態に陥り重度の脳損傷を負っていた。CT検査の結果、脳損傷の程度は非常に重度であり、今後、快復する可能性はゼロに近いと診断された。患者には人工呼吸器が装着されているのでそれによって人工的に酸素と二酸化炭素が換気されているが、自力呼吸はできない。人工呼吸器を外すと死亡する。

そのような状態の患者の家族に対して、担当医から治療継続という選択肢とともに人工呼吸器を外して自然に委ねる選択肢もあることが説明された。医療・ケアチーム側は厚労省や日本救急医学会等のガイドラインに沿って家族らに説明し、意思決定プロセスを進めた。その後、家族らは相談を経て、本人の生き方に照らして人工呼吸器を外すことを決め、医療・ケアチーム側に伝達した。医師は人工呼吸管理を終了し、その1時間後に患者は死亡した。

これが放送されたのである。担当医は実名であったが、放送後に同救命センターも医師個人も警察の捜査の対象にはならなかった。人工呼吸器管理を終了して看取ることが捜査対象となるわけではないことが映像をもって示されたのである。

この番組を制作した西山穂ディレクター（当時）に、2018年3月に東京大学で開催された「〝引き算〟の医療　本当の手厚さへの模索――〝足し算〟と長寿時代のエンドオブライフ・ケアについて考える」にて講演して頂いた。

西山氏によると、この番組は放送後の9カ月間でNHKのホームページにアップされた短縮版の動画再生回数が100万回以上になったという。この番組の臨床現場への影響力は非常に大きく、日本社会の医療において長らく深刻な問題であった延命医療終了という課題に関し、歴史的転換点となったといえるのではないかとみている。

また、西山ディレクターの講演によって、このケースの意思決定プロセスのなかには、番組の時間的要因で放送されなかったが重要な部分があったことを知った。それは、同救命センターで患者の転院の相談のためにメディカルソーシャルワーカーが患者家族と相談した際、家族側から「実は本人はこういう状況を望んでいなかったんです」という話があり、その詳細をメディカルソーシャルワーカーが家族側から長時間にわたって聴き取り、そのうえで医師に伝達し、医療・ケアチームがカンファレンスにて相談し、それを経て家族側に延命医療の終了という選択肢も伝達されたということである。西山ディレクターはチーム医療の重要性がよく認識できたと述べた。

†過去の刑事事件と「事件」化したケースの違い

しかし読者のなかには、そう遠くない過去に、最終段階の医療行為の終了に関して警察や検察が関与したケースが複数あり、医師が刑法犯として確定したケースもあると記憶している人もいるだろう。そうしたケースの代表的な4ケースをBOX 3に挙げる。

このように4件を並べると、刑法199条違反で殺人罪が確定したケースが2件もある

BOX 3 代表的な４ケース

1991 年　東海大学附属病院事件	
・がん末期患者に塩化カリウムを注射	
・判決：殺人罪、懲役２年、執行猶予２年	
1998 年　川崎協同病院事件	
・気管支喘息発作で意識不明患者から抜管し、筋弛緩剤を注射	
・判決：殺人罪、懲役１年６月、執行猶予３年	
2004 年　北海道立羽幌病院「事件」	
・誤嚥で心肺停止、心拍再開したが「脳死状態」、人工呼吸器を外して看取り	
・延命医療の終了事例で初の書類送検……不起訴	
2006 年　富山県射水市民病院「事件」	
・末期患者７名から人工呼吸器を外して看取り	
・延命医療の終了事例で書類送検……不起訴	

ので、「やはり、治療の終了はできない」と早合点する人もいる。

しかしよくみると、上記の４件のうち、東海大学附属病院事件と川崎協同病院事件では担当医師は殺人罪で確定した一方、北海道立羽幌病院と射水市民病院では医師は不起訴であった。正反対の結果だが、なぜそうなったのか。理由は明白である。

東海大学附属病院事件と川崎協同病院事件では、塩化カリウムあるいは筋弛緩剤を注射し患者を死に至らしめた。患者の死を意図して致死薬を注射し、患者が死亡したのであるから、これは殺人罪である。

一方、北海道立羽幌病院では、医師が「脳死状態」と診断した患者において、患者家族と相談のうえで医学的に不要となった人工呼吸器を外して看取ったのであり、射水市民病院でも末期患者の最期のあり方について患者家族と相談し、人工呼吸器という機械を装着したままではなく機械を外して見送ることにしたのである。つまり、不要な医療行為を終了して看取ったのが羽幌と射水で起こったことである。東海大事件および川崎協同病院事件で起こった事柄との違いは明らかである。

しかるに、この単純に見分けがつく事柄を混同してしまっている医師が少なくなく、「だから治療はやめられない、呼吸器は外せない」などと医学会の学術集会で主張する医師もいまだにみられる。こうした医師の間の誤解が社会的な誤解として拡散していると考えられる。

羽幌病院のケースと射水市民病院のケースは、あたかも事件であるかのように報道されたことが事件だったのであり、実態は司法が関わる事件ではなかったのである。こうした症例における対応の仕方が一定していない過渡期の時代の社会的「事件」だったのである。渦中の人となった医師にとっては大きな災難だったといえる。

しかし、その「事件」を経て、2007年に厚労省のガイドラインが策定され、その後、各医学会からガイドラインが発表され、社会環境が変わったのである。そして、前段で述べたように、2007年の厚労省ガイドライン発表後、本人にとって不要な治療の終了に関して司直が関与したケースは1件もないのである。

†民事訴訟に関すること

法律問題として、刑事の問題だけでなく民事の問題も懸念する医師が少なくなく、厚労省や各医学会のガイドラインでは民事上の懸念は払拭されないと心配する。

しかし民事訴訟をめぐる問題はまったく種類が異なる。損害を被ったと考える私人が自分に損害を与えたと考える私人や組織を相手取って訴訟を起こす権利は、民主的な現代社会では必須の権利である。

もし、医療機関を相手取って民事訴訟を起こすことができなくなると、医療過誤の場合も訴えることができなくなることになり、患者側は泣き寝入りすることになる。医療機関が民事訴訟のリスクをゼロにすることを制度として求めるのは、そもそも筋違いなのである。

しかし、臨床現場で民事訴訟の発生リスクを限りなく低減することは可能であり、またそのように取り組むべきといえるだろう。それは、患者・家族らと医療チームが情報共有し、意思決定プロセスを丁寧に進め、信頼関係を醸成し合意形成を目指すということである。そう考えると、民事訴訟の発生リスクの低減化のためにも、「意思決定プロセス・ガイドライン」に沿って治療の意思決定のプロセスを進めることが推奨されるといえる。

5 臨床倫理のガイドラインとして

しかし、医師のなかには、「意思決定プロセス・ガイドライン」は「使いにくい、よくわからない」という声もある。なぜわかりにくいと感じるのか。それは恐らく、医師は「ガイドライン」というと、日頃の診療で参照している「診療ガイドライン」を連想するからだろうと田代志門は指摘する。

「診療ガイドライン」は医学的証拠、いわゆるエビデンスをもとに作成された、いわば標準的な答えが記載されている参考書である。田代は「診療ガイドライン」について、「それを見ると大よその回答が得られる医師用のマニュアル」と説明している。

一方、「意思決定プロセス・ガイドライン」は、意思決定に際して踏むべきプロセスを示し、「どうあるべきか」を考えるための道筋を示した臨床倫理ガイドラインである。

道筋のガイドラインを見てもすぐに答えが得られるわけではないので、診療ガイドラインに慣れている医師の目には、「答えが載っていない。役に立たない」ものに見えるというわけである。

意思決定支援のためのガイドラインは、厚労省ガイドラインも日本老年医学会を含め医学会のガイドラインも臨床倫理のガイドラインであり、どのように意思決定プロセスをたどるべきかを示したものであるという点が認識されれば、さらに現場での活用が広まることが期待される。

6 日本呼吸器学会の肺炎診療ガイドラインへの波及

†肺炎の3つのタイプ

日本老年医学会の意思決定プロセス・ガイドラインは、平穏な最期を目指す際の道しるべとして、他の医学会のガイドラインにおいても参照されるようになってきた。

例えば、2017年に日本呼吸器学会が発表した「成人肺炎診療ガイドライン2017」では、「易反復性の誤嚥性肺炎のリスクあり、または疾患末期や老衰の状態」の場合には同ガイドラインを参照し、積極的な治療ではなく緩和ケアを中心とすることが推奨されている。

この肺炎診療ガイドラインの改定内容について述べる前に、まず、肺炎のタイプについて説明したい。肺炎はそのタイプによって必要な対応が異なるからである。

日本では肺炎を市中肺炎（ＣＡＰ：community-acquired pneumonia）、院内肺炎（ＨＡＰ：hospital-acquired pneumonia）、医療・介護関連肺炎（ＮＨＣＡＰ：nursing and healthcare-associated pneumonia）の3タイプに分けて対応している。「日本では」というのは、医療制度の相違によって病院で行う医療の内容などが異なるため、日本での肺炎のタイプ分けは西洋諸国とは若干異なるからである。

日本における市中肺炎（ＣＡＰ）とは、日常的には健康上の問題がなく社会生活を営んでいた人が罹患した肺炎のことである。このタイプの肺炎の場合は、敗血症の有無と重症度の判断や原因微生物の検索によって治療場所と治療薬を選択することが推奨されている。この方法は従来どおりの医学モデルの考え方であり、２０１７年のガイドラインでも踏襲された。この肺炎の患者のほとんどは基礎疾患を有しておらず、耐性菌が原因となる頻度も低い。抗菌薬が限定的であった時代とは異なり、現代では市中肺炎症例の多くは治癒する。50歳以下で市中肺炎で死亡する人は非常に少ない。

院内肺炎（ＨＡＰ）とは病院への入院後に院内で感染した肺炎のことであり、この場合の入院は急性期と亜急性期の一般病床への入院を指す。何らかの疾患の治療のために入院し、入院中に肺炎に罹患した患者である。耐性菌に感染することも少なくない。

医療・介護関連肺炎（ＮＨＣＡＰ）は、医療型でも介護型でも長期療養型病床に入院している患者か、高齢者施設にて生活している要介護高齢者、または在宅介護・医療を受けている高齢者が罹患する肺炎である。これらの患者では複数の併存疾患があることも少なくない。また、耐性菌への感染も少なくない。

†「成人肺炎診療ガイドライン２０１７」のポイント

肺炎の治療をこれらのタイプ別に検討する考え方は以前からなされていたが、２０１７年のガイドラインでは、院内肺炎あるいは医療・介護関連肺炎で「易反復性の誤嚥性肺炎のリスクあり、または疾患末期や老衰の状態」の場合は、「個人の意思やＱＯＬを考慮した治療・ケア」を行うことが推奨されている。これはつまり、常に抗菌薬を使用すべきとされてきた肺炎治療に対して、平穏な最期を実現するために抗菌薬を使用せずに緩和ケアを中心として対応する道が開かれたのである。これは今回のガイドラインで初めて明示された、肺炎治療における大きな変革である。

同ガイドラインは、院内肺炎あるいは医療・介護関連肺炎では、まず、患者が人生の最終段階に到り、誤嚥性肺炎を繰り返すリスクを有しているかどうかを判断するよう求めている。それは、老化の進行による身体の変性によって食べ物や本人の唾液が気管に入ってしまって自然に肺炎を繰り返す状態になっているかどうかを判断するということである。また、疾患末期や老衰末期にあるかどうかも判断するよう求めている。これも、人生の最終段階であり不可逆的な死の過程にあるかどうかの判断を求めているのである。そして、人生の最終段階にあると判断されたら、抗菌薬の使用を継続せず緩和ケアを中心とすることも選択肢として示されたのである。

従来、日本では、西洋諸外国とは異なり、いずれのタイプの肺炎であっても抗菌薬が使用されてきた。しかし、同ガイドラインがいうように、「不可逆的な死の過程、すなわちがんなどの疾患末期状態や老衰の過程にある人に起こった肺炎は、死亡の契機となったり、病状が一時改善したとしても病前の状態に復帰できず、むしろ耐え難い苦痛や不快感が持続する、あるいは繰り返す可能性がある」のである。

そこで、最善の治療を行っても死が避けられない、あるいはわずかに延命できたとしても本人の価値観に照らして「よい日々だった」といえるQOLが保持できないと、専門知識を有する複数の医師によって一致して判断される患者に起こった肺炎では、人工呼吸器による管理や広域抗菌薬を用いた強力な肺炎治療ではなく、苦しみをとる緩和医療を優先して行う選択肢もあると示されたのである。これは本人の意思を尊重し、本人の生き方に照らして、本人の人生の集大成を支援するための選択である。

一方、人生の最終段階にあると判断されても、治療可能性が低くても、本人が積極的な肺炎治療を望む場合や、本人の意思が不明でもそれまでの生き方や考え方に照らしていくらかでも生存期間の延長を望むことが推定される場合、また、本人の意思が推定できない場合には、従来からの抗菌薬による治療も選択肢であるとされている。

このガイドラインが2017年に発表されたとき、筆者は心底安堵したことを覚えている。それは、本人にとって苦しみの多い時間を減らし平穏な最期を実現するため、抗菌薬による積極的な治療ではなく緩和ケアを中心として看取る選択肢が必要だと主張してきた筆者に対し、「肺炎には抗菌薬を使うもの。抗菌薬を控えるべきという主張は生命軽視で許し難い」という批判があったからである。

7 緩和ケアの大切さ

これらのガイドラインでは、緩和ケアにも大きな力点が置かれている。

緩和ケアは、WHOの1990年の定義でそのおもな対象が末期がん患者だったため、今でもその印象をもっている市民や医療者が多くみられる。

しかし、WHOは2002年に緩和ケアの定義を、「生命を脅かす病に関連する問題に直面している患者とその家族に対して、痛みやその他の身体的、心理社会的、スピリチュアルな問題を早期に見出し的確に評価し対応することによって、苦痛を予防・緩和し、QOLを向上させるアプローチ」と改訂した。

この改訂によって、緩和ケアの対象は「生命を脅かす疾患に伴う問題に直面している患者とその家族」へと拡大した。つまり、治らない状態のがん患者だけでなく、種々の臓器不全や神経難病等を含む慢性疾患患者、エイズ患者も対象とされた。さらに、緩和ケアの定義に苦痛の「予防」という側面も加わった。

総じて、かつてがん患者の看取り医療の一環とみなされていた緩和ケアが、QOLの維持・向上のために幅広い疾患に対して、より早期から苦痛の予防も含めて対応されるべきと再定義されたといえる。また、家族ケアも要点として認識されている。

2014年のWHOの統計においては、緩和ケアの対象は第一に心不全（38%）、第二にがん（34%）、第三に呼吸器疾患（10%）であることが示されている。

日本では、1990年度に厚生省（現在の厚生労働省）が診療報酬として「緩和ケア病棟入院料」を設けることで、末期がん患者を対象とする緩和ケアは公的医療保険の対象となった。また、1993年にWHO専門委員会報告書（1990年版）の訳書が武田文和訳で出版され、1996年には日本緩和医療学会が設立されるなど、がん患者とその家族のQOLの維持・向上のための医療とケアへの取り組みが本格化した。

現在、日本の臨床現場ではがん患者だけでなく慢性臓器不全や認知症、神経変性疾患等の非がん疾患患者を含め多くの患者に対して緩和ケアの精神で診療に当たり、患者と家族のQOLの改善に取り組もうとする医療者が増えてきつつある。

がん以外の医学会でも取り組みが開始されており、例えば日本老年医学会は2018年度からの5カ年計画に非がん疾患の緩和ケアの推進を取り入れた。

緩和ケアは高齢者医療においては特に重要とされ、「いつでも、どこでも」が推奨されている。

日本の公的医療保険制度における緩和ケアの対象も漸く拡大の動きを見せている。同制度のもとで緩和ケア診療加算の対象とされているのは長らくがん患者とエイズ患者のみであったが、2018年、厚生労働省の専門家会議が心不全患者に対する緩和ケアの提供体制整備の必要性を提言した。

今後、日本において緩和ケアの精神と対象拡大の必要性に関する教育・啓発が大いに必

BOX 4 緩和ケアの考え方（WHO）

・痛みやその他のつらい症状を和らげる
・生命を肯定し、死にゆくことを自然な過程と捉える
・死を早めようとしたり遅らせようとしたりするものではない
・心理的およびスピリチュアルなケアを含む
・患者が最期までできる限り能動的に生きられるように支援する体制を提供する
・患者の病の間も死別後も、家族が対処していけるように支援する体制を提供する
・患者と家族のニーズに応えるためにチームアプローチを活用し、必要に応じて死別後のカウンセリングも行う
・QOL を高める。さらに、病の経過にも良い影響を及ぼす可能性がある
・病の早い時期から化学療法や放射線療法などの生存期間の延長を意図して行われる治療と組み合わせて適応でき、つらい合併症をよりよく理解し対処するための精査も含む

出所）日本緩和医療学会 HP より　https://www.jspm.ne.jp/proposal/proposal.html

要とされている。

緩和ケアの基本の考え方については BOX 4 を参照のこと。

第4章 医療とケアの選択——どのように意思決定を支援すべきか

1 ある症例——ガイドライン発表後の電話

2012年6月のある朝、研究室の電話が鳴った。電話に出ると、男性の声。「こんな、胃ろうを作らなくてもいいなんていうガイドラインを出して、どういうつもりだ。こんなものがあるから、うちの母親は見殺しにされたんだ。どうしてくれる。責任取れ」

その男性は怒りにふるえる声で怒鳴った。「どうなさったんですか」と、つとめて穏やかに聞くと、母の死後、担当医に対して怒りが収まらないとのこと。

「あの医者殺して、俺も死ぬ！」

85歳の母親には軽い認知症はあったがその他の疾患は特になく、意識状態は良好だったという。しかし次第に、「食欲ない。食べたくない」ということが多くなり、摂食量が減り、ついに食事介助しても食べなくなったとのこと。かかりつけの開業医から紹介された総合病院を受診すると、30代くらいと思われる女性医師は「老衰ですね」と診断し、その時は点滴を行ったという。

「点滴するときに、両手首を縛った。縛る前に、俺に同意書にサインしろって言った。サインしないと点滴できないっていうから、仕方ないからサインした。でも、両手首が真っ赤になって、かわいそうだった」

点滴の際に、看護師から「廊下で待っていてください」と言われたことも納得できない。

「自分がいれば、母親は落ち着いて安心できただろうに」

男性によると、自宅に戻る際に、経管栄養用の流動食が10本処方された。口から与えるようにとのことだったので、寝たきりの母親の体を起こさずに寝たままで飲ませた。そしたら誤嚥性肺炎になった。

「なんで飲ませ方の説明をしないのか。どういう姿勢で飲ませたらいいのかなんて、素人にわかるわけないだろう」

かかりつけ医は、「胃ろうにすれば、命が延びるのに。総合病院で胃ろうの説明がなかったというのは、その医師が悪い」と言った。結局、胃ろうではなく食道ろうが造設されたが、造設術の2日後に死亡。食道ろうを造設した医師は、「栄養状態がすでに悪化しすぎていたので死亡した」と言ったという。

「母親が死んで以来、感情鈍麻。あるのは医者に対する怒りのみ。胃ろうのことや、寝たまま飲ませたら誤嚥性肺炎になることを説明してくれなかった。なぜ説明しないのか」

怒っているその男性に、「そうですね、飲ませ方などの説明がなかったのは、よくないですよね。誤嚥性肺炎になる危険があることも説明してほしかったですよね。それはよくわかります。でもね、胃ろう造設すれば長生きできるとは限らないんですよ。お体の状態によりますから」とできるだけ静かな声で言うと、「そうなのか？ 本当か？」

身体の状態によっては、胃ろうや腸ろうや食道ろうの造設後に短期間で死亡してしまう場合もあることや、胃ろうなどから栄養を投与しても誤嚥性肺炎になる危険が常にあることなど、必ずしも長生きするわけではないことを説明した。すると電話の主は、「母親の寿命に不足はないので、死んだことを嘆いているんじゃない。説明がなかったのが許せないんだ……。あの女医の顔に一生消えない傷をつけて、自殺する」

「俺は別の、栄養管理か何かの医者にも怒ってる。あの医者が何かを飲ませたら、母親は吐き出したんだ。酸っぱい味だったようだ。母親は酸っぱいのは嫌いなんだ。なんで酸っぱいものを飲ませる前に、どんな味なのか教えてくれなかったのか。母親は甘いのが好きなんだ。自分がプリンを食べさせたら、おいしそうに食べた」

電話の主に年齢を聞いた。50代だという。失職を機に母親の介護に専念したとのこと。「1日に何回も風呂に入る風呂好きだったのに、最後の1カ月くらいは風呂に入れてやれず、かわいそうだった」と無念そうに言った。

自宅では80代の父親と二人だけになってしまったという男性は、まだ居間に母のお骨を置いているという。「父親が死んだら、一緒にお墓に入れる。今はまだ墓には入れない。お墓で一人ぽっちでは寂しいだろう。かわいそうだ」

40分程度の会話のなかで、男性の声は次第に落ち着いてきていた。会話の最後に彼は言った。「あんた、話聞いてくれて、よかった。とりあえず、病院でカルテ開示してもらう。心電図のコピーもほしい。母親の最期の記録だから」

この男性が電話の冒頭で言及したガイドラインとは、前章で取り上げた、日本老年医学会の「高齢者ケアの意思決定プロセスに関するガイドライン――人工的水分・栄養補給の導入を中心として」である。2012年6月に発表された。筆者はガイドライン策定の研究班員だった。この電話の主はこの件で学会事務局に電話したところ、筆者の研究室の電話番号を告げられたという。

このガイドラインは、高齢者の医療およびケアにおいて、食べることができない場合にどのように対応すべきかという難しく悩ましい問題への考え方を提示し、意思決定のあり方について具体的に支援するために作られた。

このガイドラインのなかで、胃ろう栄養法や経鼻経管栄養法あるいは中心静脈栄養法等の人工的水分・栄養補給法（AHN：artificial hydration and nutrition）の施行が本人のためにならないと判断される場合には、人工的水分・栄養補給法を行わないことも、いったん、開始した後での中止や減量も選択肢であると記されている。

この電話の主は、最初、「胃ろうにしなくてもいいなんていうガイドライン出して、どういうつもりだ。そのために母親が見殺しにされた」と怒っていた。

しかし、よく話を聞いていくと、彼が怒りを爆発させた問題の大半は、医学的な判断への疑念よりも、医療の選択肢と医療行為に関する母親と彼への説明の不十分さ、母親に対して不適切と思えた医療の進め方、そして母親と彼への医師と看護師の対応のあり様についてだった。

こうした問題は、前述のように、臨床倫理の問題といえる。

ガイドラインに「胃ろうは造ることも造らないことも選択肢」と書いてあるので医師が

医学的な判断のみで「胃ろうを造らない」と決め、当事者との話し合いが不十分なままそれを実行することは、臨床倫理的に適切ではない。ガイドラインに沿った意思決定プロセスの進め方とはいえない。

臨床倫理的に適切な意思決定はどのようになされるべきか。本章では医療とケアの意思決定のあり方について考える。

2 臨床現場における意思決定のあり方

臨床現場で患者が何等かの医療行為を受けるか否かを検討する際、何を考えどのように決定すべきか。これは人工的水分・栄養補給法の問題だけでなく、すべての臨床現場のあらゆるケースにおいて常に意識すべき重要な問題である。しかし、実際の臨床現場では意思決定の場面やプロセスがそれと認識されることなく何となく過ぎてしまっていると感じている人も多いのではないだろうか。ここで改めて、その意味を考えたい。

医療倫理分野で世界的に著名な、米国のエゼキエル・エマニュエルとリンダ・エマニュエルらの患者・医師関係に関する研究によると、臨床上の意思決定のあり方は、「医療行為の目的設定」、「患者の価値への対応」、「医師の役割」の3要素を通して観測が可能である。以下は、米国において患者・医師関係の研究で著名なジョンズ・ホプキンス大学教授のデボラ・ローターが、エマニュエルの理論をもとに類型化した3つの意思決定モデルに筆者の観測を加えたものである。

†父権主義（パターナリズム）モデル

今から約2500年前のヒポクラテスの時代から江戸時代の小石川養生所も含め、20世紀にいたるまで世界で伝統的にみられた意思決定モデルであり、臨床上の意思決定に関して医師の力が強く患者の力が弱かった時代において典型的であった。この意思決定モデルでは、医師が専門職として、患者にとって良かれと思って医療行為の目的を設定する。

パター（pater、パテル）はラテン語で父親を意味する。医療において医師は患者の保護者という役割で、家父長制時代の父親のように、患者のためを思って意思決定する。この意思決定モデルでは、医師がヒポクラテスや赤ひげのように職業的な倫理観が高く仁術を行う専門職である場合は、患者にとって幸せな経過をたどることが少なくない。しかし、専門職の強みを意識的あるいは無意識的に乱用してしまう権威的な医師や、基本的な倫理観が欠如している医師に当たると、患者は納得できない思いを抱え不幸な経過をたどる。医師の性格や個人的な倫理的姿勢と資質が患者の運命を大きく左右するモデルである。また、基本的な倫理観を備えている医師の場合でも、医師の視点による「良い」医療が患者の視点からみると「良い」とはいえないことも多々あるため、医師・患者間の力の不均衡は患者に物を言いにくくさせ、患者にとっては受けたい医療が受けられない事態となる。この意思決定モデルにおいてはその性質上、患者の意思は一般に尊重されにくい。

†消費者主義モデル

患者自身が医療の消費者として十分な情報を得て、自分が受ける医療を選択するという考え方。前述の父権主義モデルでは患者自身の選択が制限され、患者の意思が尊重されない場合が少なくないという批判のもとで発展した。このモデルでは、意思決定上の医師の力は弱く、患者の力は強い。医療者は治療法の選択肢を説明し、患者が自己決定する。意思決定の分業化である

患者は自分自身の価値判断に基づいて自己決定するのであるから、医師は患者の価値判断には介入すべきでないとされている。医療者は患者の自己決定を支援することが、消費者主義モデルにおける臨床倫理上の最高の意思決定とされている。

その場合、医師の役割は技術的な相談役であり、専門職として知識と技術を伝達し治療法の選択肢を示すことが職業上の義務であり、患者は自己決定権を行使して選択肢を決定すべきとされている。

米国で1970年代に確立されたバイオエシックス（bioethics：生命倫理学）ではこのモデルが中心とされており、患者が自己決定困難な場合は患者の代理人が意思決定するとされている。そのため、このモデルによって意思決定が行われるべきと考える医師は、患者が意思疎通困難な場合はまず代理人を選定することが重要だと考える。

これは父権主義モデルとは極端に異なる意思決定型であるが、慣行として定着していた父権主義モデルによる意思決定を変革するためには必要であったと考えられる。

†共同意思決定モデル

消費者主義モデルの時代を経て、現代、推奨されているのが共同意思決定（shared decision-making）モデルである。バイオエシックスのもとで消費者主義モデルが推進されてきた米国においても、現在では共同意思決定モデルがより注目されている。

このモデルでは、医療側は医師だけでなく、複数のスタッフがチームで対応する。医療・ケアチームは患者に治療法の選択肢のメリットとデメリットを説明し、患者は自らの価値観を医療者に伝え、その価値観に基づく治療法の選択肢の検討を医療側と患者側の共同で行い、医療行為の目的設定も共同で行う。

医師やその他の医療・ケア従事者の役割は、専門職としての知識と技術の提供ということだけでなく、より広い意味で助言することである。共同意思決定モデルにおいて何より重要なのは、良いコミュニケーションである。

このような共同意思決定を父権主義モデルへの逆行と勘違いする医療者もみられるが、共同意思決定は自己決定型からパターナリズム型へ振り子が半分戻ったものではなく、より上位の概念に収斂したとみるべきものである。それは、両者間で情報を共有し、話し合って意思決定しようとすると、対話によるダイナミクスが発生し、医療者も患者も考え方や意思が変化する可能性があるからである。そうした互いの変化は更なる対話によってまた相互に影響しあう。相互に触媒になることによって、さらに思考が深化することもある。これは単に、双方で自分自身の考え方の偏りに気づく以上の変化である。

そのため、意思決定のための対話を進めていると、当初、医療者側が提示した選択肢だけでなく、その選択肢を一部変化させた選択肢が考案されたり、当初は検討されていなかった方法が選択肢として浮上したりする可能性もある。対話による意思決定は創造的なものであり、パターナリズム時代への逆行ということではまったくない。

3　本人の意思の尊重――米国型生命倫理学の「自己決定」尊重とその変化

治療方針等の決定における患者の意思の尊重は、現代の臨床倫理の要諦である。そのため、本人の意向を適切に確認することは重要である。

患者の意思の尊重は、米国からのインフォームド・コンセント（ＩＣ：informed consent）の概念の輸入と普及によって、日本の臨床現場においても一般化した。ＩＣは「十分な説明を受け、それを理解したうえでの同意」という意味であり、医療側から診断と治療法の選択肢について十分な説明を受けた患者が、自分の医学的な状態や選択肢として提案された医療行為の内容と意味をよく理解したうえで、自分に対して行われる医療行為について同意するということである。

そのようなわけで、ＩＣは臨床の場面では医師が患者から得るものであり、研究の場面では研究者が被験者・研究対象者から得るものである。現在、日本では多くの病院で医師が患者へ説明するという意味で「患者さんにＩＣする」という表現を使っているが、これは誤用である。

ICを得ることが可能な場面においてICを得ることは現代の臨床倫理の基礎である。もっとも、日本においても、医療的介入に対して事前に患者の同意を得ることの重要性は、米国からのICの輸入よりはるか以前の昭和初期から指摘されており、判例もある。例えば、前田正一によると、長崎地方裁判所佐世保支部は昭和5年、子宮周辺部のがん摘出について同意を得ていた患者から、子宮およびその付属器も摘出した症例において、患者の同意を欠く違法行為との理由により病院側に慰謝料の支払いを命じている。

ICの基礎には、「自律的な患者の意思を尊重せよ」との「自律尊重」原則がある。自律的であるということは、患者が自分の身体に関することについて自分自身で決定することを意味し、父権主義的な意思決定を拒否する。

前述の父権主義的な意思決定による医療が長年の伝統であったなか、米国を中心にバイオエシックスが展開され、生命倫理・医療倫理の原則として、「自律尊重」、「与益」[7]、「無危害」、「正義」の4原則が基本原則として確立された。米国のジョージタウン大学の哲学者のトム・ビーチャムとヴァージニア大学の宗教学者のジェームス・チルドレスが1977年に出版した"Principles of Biomedical Ethics"(『生命医学倫理』)において、この4原則を倫理問題の分析の基本に置く方法を採り、これが米国内外に広く知られるようになったことによる。

この4原則のなかでも「自律尊重」原則は、ジョージタウン大学のロバート・ヴィーチも述べているように、バイオエシックスの中心であるアングロ・アメリカ系の研究者に最重視されてきた。なお、秋葉悦子によると、ヴィーチは1984年に「ヒポクラテスの倫理は死んだ」という論文を著し、ヒポクラテスを父権主義的な医師の象徴として批判している。

さて、この米国型の「自己決定」と「自律尊重」は翻訳されて、日本の勉強熱心な医療者にはよく知られるようになったが、これらの概念は日本で同一の意味を持つといえるだろうか。

秋葉によると、米国型のバイオエシックスは個人主義を背景にし、その最高原理は個人の自己決定権であり、この概念を中核としてバイオエシックスが確立された。その背景には、1950年代から1960年代の米国の社会事情がある。当時の米国では、アフリカ系米国人による公民権運動、女性解放運動や消費者運動など、社会的なマイノリティが伝統的な社会体制や体制側の権力に対して、公平な扱いや抑圧からの解放、格差の原因となっていた情報の非対称性を是正するための情報公開を求める運動が展開されていた。「患者の自己決定権」は、権威保持者である医師に患者が対抗するために形成された概念であり、米国流の個人主義的バイオエシックスの最高原理に据えられている。伝統的に、医師はパターナリスティックな対応によって、医師主導で臨床上の意思決定を行ってきた。

しかし患者側はそれに対抗し、治療方針は患者が自分自身で決定し、その結果についての責任も患者が自分で取るという主張がなされ、その具現化が患者の「自己決定権」の確立であったという。

これについて米国の医療社会学の第一人者であるレネィ・フォックスは批判的に、「(米国の)バイオエシックスの概念枠組みは、当初から、個人主義の価値の複合体に最高の地位を与え、個人の権利、自律、自己決定の原則と、それらをプライバシーという法学上の概念のなかに法的に表現することを強調してきた」と述べている。

実際、後述するように、遷延性意識障害患者において患者が不要とする延命医療を終了することを患者家族側が求めて裁判で争った際に、自己決定をプライバシー権として主張し裁判で勝利をおさめてきた歴史がある。

米国の独立型生命倫理研究機関であるヘイスティングス・センターの研究員のナンシー・バーリンガーによると、1970年代~90年代の米国において、遷延性意識障害患者の家族らが、本人が元気だった頃の発言をもとに延命医療を終了することを医療側に求めたが医師がこれを拒否した際に、本人・家族側の「自己決定権」擁護という観点から、望まない医療行為の終了が裁判で認められるように体制整備を進め、前述の点がその理論的な基盤となったとのことであった。

ヘイスティングス・センターは、延命医療の差し控えと終了に関して世界を先導した『生命維持治療と死にゆく人のケアに関するヘイスティング・センターのガイドライン（*The Hastings Center Guidelines on the Termination of Life-Sustaining Treatment and the Care of the Dying*）』を1987年に公表したことで知られている。同ガイドラインは、延命医療の終了に関して「自己決定権」を擁護する立場で記述されている。

バーリンガーによると、1990年に米国連邦最高裁判所がナンシー・クルーザン事件の判決においてこのガイドラインを引用し、自動車事故の後、回復不可能な遷延性意識障害と診断されていたナンシー・クルーザンが、経管栄養の継続を拒否する権利をもつと最終的に判断したことは、ガイドラインを執筆した研究者らにとって「勝利」と認識されたという。つまり、医療行為の継続を望まない患者・家族側が裁判で勝ち、医療行為を終了して死ぬ権利を得ることを支援することが、1987年の同ガイドライン策定の大きな目的のひとつだったのである。

前述のように、日本とは大きく異なる歴史的背景のもとで形成された「自己決定権」とその背景となっている自律尊重原則を単純に和訳して推進することは、彼我の社会的文化的背景の相違に鑑みて、適切でない場面が少なくないと思われる。しかも、フォックスらが批判するように、米国型自己決定権の尊重は同国においてすら標準とはいいがたい。また、既述のように、現在では米国でも共同意思決定モデルが推奨されている。

なお、ヘイスティングス・センターのガイドラインも改訂され、2013年に『ヘイスティングス・センター ガイドライン 生命維持治療と終末期ケアに関する方針決定』というタイトルで、オックスフォード大学出版局から出版された（和訳は2016年に出版）。この改訂版が1987年の初版と大きく異なるのは、患者を家族の一員として捉え、患者家族が患者の状態と転帰によってどのようなことを経験するかという点も重視しているところであるという。バーリンガーによるとこのガイドラインは、患者は常に社会の一員であり、多くの場合、家族の一員でもあると認識して改定された。

この点について、バーリンガーは2013年に東京大学にて開催された日本生命倫理学会大会での特別講演の際、「米国のバイオエシックスの焦点は個人と自律にあるという、従来からのよくある見解とはかなり違いますね」と述べた。米国においても、個人主義的な自己決定からこれだけ明確に変化しているのである。

4 個人主義的自己決定から関係性重視の共同意思決定へ

平井啓らの研究によって、日本における自律尊重は、米国由来の個人主義的な自己決定を援助するということよりも、患者・家族間の話し合いや協調を支え、親密な関係の維持・促進を援助し、医療者も患者や家族らと気持ちを分かち合い、患者と家族らと医療者間の温かい関係性のなかで共同で意思決定に至るための努力をすることであると示唆されている。その点においても、上記3つの意思決定モデルのなかで、共同意思決定モデルが日本社会では適切な場合が多いだろうと考える。

日本では米国型のバイオエシックスが輸入されて以来、患者が自己決定能力を有している場合は自己決定を推進し、その能力が低下し自己決定困難となったら家族による代理決定がなされるべきと考えている医療者が少なくない。そのように考える医療者は、家族に代理決定を求める。

しかし、日本において患者の自律を尊重することは、個人主義的な自己決定を推進することではないことが少なくない。同様に、家族に代理で決定することを求めることでもないだろう。医師から「代理決定」を求められる家族はそれを背負いきれない負担と感じて、決定が困難になることも多々ある。

一方で、いわゆる米国型の自己決定・代理決定の解釈には誤解も含まれているという指摘もある。英米法を専門とする樋口範雄は、これは米国流の契約を表面的に輸入したゆがみの表れであると述べている。日本人は米国社会の根底には他人に頼らない「自分」があり、他人と契約を結ぶことで社会が動いていると一般に考えがちであるが、根底にあるのは「信認関係」であり、日本人の多くはこの点について認識していないという。

樋口は次のように語っている。

「生命を託された医師は、現在の医療水準で患者にどこまでの治療をすべきなのか、患者にどんな説明をするか、といったことが、具体的な診療契約の前にひとつの倫理的な問題として常に問われているのが米国の医療現場です」

「米国の医師は終末期医療で医学的に無意味で倫理的にも受け入れられないと判断すれば無理に患者を延命させようとしません。（中略）それが医師の責任とされるからです。（中略）信認関係に基づき、医師は患者に対して本来どうすべきなのか。患者、家族、医師だけでなく、法律家や宗教家らも入れた場で医師の受託者責任などを議論すべきだ」

「それを怠った結果、日本では医師が終末期医療で過度に慎重になっています」

（日本経済新聞「日本に今こそ「信認関係」」2012年5月26日夕刊）

レストランのメニューのように医師が治療法の選択肢を示し、選ぶのは患者つまり顧客・消費者側であるという態度をとれば、それは一見、患者の意思や選択を尊重しているようにみえる。

しかし、このような選択肢提示は、食事や衣服など、選ぶ本人が自分の好みを明確に認識できているときには適切であっても、医療の意思決定の場合は意味が大きく異なる。

第一に、患者は病む人や怪我をした人、つまり通常よりも弱い状態にある人間である。そのために社会的、経済的にも弱さを抱えることの多い人間である。しかも高齢者が多く、高度難聴の場合や認知機能が低下している場合も少なくない。痛みや体調不良を抱え、心理的にも弱くなっている場合が多い。すでに意思疎通困難となっている患者も少なくない。

さらに医療の意思決定には、医療上の問題だけにとどまらず患者の家庭生活や社会生活などに関連して深く考慮すべき問題もしばしばみられる。家庭環境や社会環境から無言の圧力がかかることもある。

そのようなときに、医療側から提示された選択肢の意味を冷静に考え理解して選択することが可能なのだろうか？　また、患者自身は選択肢の意味をよく理解していると思っていても、実は勘違いや思い込みをしていることが少なくない。

そう考えると、このような選択肢提示によって患者の自己決定に任せる方法は、患者にとっての最善を実現しようとする態度とは異なるものといえるのではないだろうか。つまり、信認関係に基づく医療者の倫理的姿勢とはほど遠いといえるのではないだろうか。

老い病んで心身ともに弱くなってもなお自己決定を希求する人もなかには存在するだろうが、共同意思決定モデルを採用すれば、このような自己決定追求型の患者の意思も尊重される。狭義の自己決定を含め、さらにそれを超えて本人の意思を尊重するためには、共同意思決定モデルで、関係性重視の支え合いのなかで本人を人として尊重する姿勢を基礎にすることが肝要であろう。それが本人ケアと家族ケアの核となり、医療者の仕事の達成感・充実感を支えることにもなると考える。

5　言語化された意思とその背景――意思の尊重に関する留意点

患者の意思を尊重しようとするときに患者の意思として捉えるべきものは何か。通常、言語化された意思が患者の意思として捉えられることが多く、これは消費者主義モデルにおいては顕著である。しかし、本人の意思を尊重することは、言語化された意思を文字どおり尊重して実践することとは限らない。

「もう十分生きた。シモの世話になるくらいなら、死んだ方がましだ」

高齢者はしばしばこのような発言をする。これを文字通り「もう死にたい」という意味だと判断する日本人は少ないだろう。この発言の真意は別にあり、発言の背景に何かがあると考える人が多いのではないだろうか。

高齢者の発言に限ったことではないが、日本人が何事かを表現する場合、周囲や関係者への配慮や遠慮がみられるのは通常のことである。明確な自己表現を控え、周囲と調和しつつ集団的に意思決定することを伝統的に求められてきた社会においては、現代の臨床上の意思決定の場面において明確な自己表現を求められても、それを躊躇する人が少なくないのは、むしろ自然である。

その意味で、自己表現を抑制するよう教育されてきた高齢世代の場合は特に、言語化したことは「気持ちの何らかの表現」であり、気持ちそのものではないことが少なくないことには留意が必要である。本人の真意に近づくためには、言語化された事柄の背景への視線も必要である。

また、認知症を有していても、認知機能障害の程度によっては何らかの意向を示すことは可能であり、言語表現だけでなく非言語の感情表出にも意向が現れることがある。医療者は可能な限り本人の意向を知ろうとする姿勢をもつことが重要である。

6 共同意思決定の要――本人像にどう迫るか

認知症を有する場合でも、本人を中心として家族らと医療・ケアスタッフが共同意思決定モデルによって意思決定することが基本的に望ましいと考える。これは本人が意思疎通困難な場合でも同様である。

この場合に「本人を中心に」意思決定するということは、本人の言語化された意思を尊重するだけでなく、より広い意味で、本人にとっての最善を実現しようと努力するということを意味する。どのようにして本人の意思を尊重し、本人にとっての最善の実現を目指すべきか。この点に関して、看護学の石垣靖子は本人像に迫ることの重要性を指摘し、次のように述べている。

患者さんはどんな人生を生きてこられ、どんな価値観を持っておられる方なのかを知ることが必要です。この事例の場合、本人には聞けないのでご家族を通して聞くことですね。するとご家族は、改めて自分の家族の人生を考え直すことができます。患者さんはどんな仕事をしてきて、家族とはどう接してきたのか、何が好きだったのか……。そういうことが次から次へと出てきて、それを医療者と家族が共有します。そうすれば、医療者は患者さんがどういう人だったかを知ったうえで、どういうケアが患者さんの意思に沿うケアになるのか考えていけるのです。

その人の価値観や信念は、本人が言えなくなったときには医療者が「察する」しかありません。察するためには、その人がどんなふうに生きてきたかを知っていなければなりません。即ち、〝その人を知らなければその人に寄り添うケアはできない〟ということです。

（『臨床倫理ベーシックレッスン』日本看護協会出版会、2012）

本人の最善がどこにあるのか、それを知ろうとするためには、本人がどのような価値や人生観・死生観を持ち、どのような人生を歩んできたかを知る必要がある。そうすることによって、医療行為の医学的な効果の意味を本人の視点で捉えることが可能となる。それは、すでに述べてきたように、標準的な医学的適応を本人にとっての最善の実現という観点で捉えなおすということであり、日本老年医学会のガイドラインが勧めるように、「本人の満足」を中心に考えるということである。

7 コミュニケーションの有り様を考える

医療・ケアスタッフが患者・家族を理解しようとして対話する際、日本の文化においてしばしばみられるコミュニケーションのパターンを意識することも大切である。例として、**BOX 5**の症例をみてほしい。

Cさんの娘たちは一生懸命介護している。主介護者の長女は、かつてCさんが語っていたことなどを思い出し、チューブ栄養はしないほうがよいと言い、「本人の好きな物を好きなだけ食べさせてあげたい」と述べた。しかし、それに続いて、「それで肺炎になって死んでしまっても本望」と発言したことで、この姉弟3人のコミュニケーションの行方が決まったのではないかと思われる。

つまり、長女が「肺炎で死んでしまっても本望」と言ったことが、次女の「今、死んでしまってもよいとは思わない」という発言を引出し、それが弟である長男の「少しでも長く生きて欲しい」という発言を引き出したのではないだろうか。

このような場面における日本人家族の一般的な会話のパターンから判断して、長女が

BOX 5 日本の医療文化におけるコミュニケーションの例

Cさん（90代女性） 8年前、夫が脳梗塞で倒れ要介護状態となった時、献身的に夫の在宅介護を行った。夫は要介護5（寝たきり・全介助）となり、6年前に胃ろう造設を行った。その頃、Cさんは、「自分が口から食べられなくなった時は、胃ろう造設しないで欲しい。長患いするのは辛い」と子どもたちに何度か語っていた。その後、夫は他界。Cさん自身もやがて要介護5となった。在宅で長女がおもに介護し、次女が手伝っていた。自宅でミキサー食を経口摂取していたが、誤嚥性肺炎により総合病院への入退院を繰り返すようになった。言語聴覚士（ST）の介入により、嚥下検査を実施。楽しみ程度のわずかの経口摂取ももはや困難と判断された。今後の栄養管理について、意思決定できない本人の代わりに家族で話し合い、方針を決めなければならなくなった。主治医・ST・メディカルソーシャルワーカー（MSW）同席のもと、家族へ説明がなされた。3人の子どもたちは以下のように発言した。

長女70代前半

「ここまで生きてこられたから、もう長く生きる、生かされるのではなく、最後は好きなものを好きなだけ食べさせてあげたい。それで肺炎になって死んでしまっても本望でしょう。今のこの身体に穴をあけたり、チューブを入れたりするのはかわいそう。」

次女60代後半

「いきなり胃に穴をあけることは考えにくい。まずは鼻からチューブを入れてカロリーを取り込んで、体力が少しでも戻れば、また口から食べられるようになるかもしれない。それが難しいなら、体力をつける意味で胃ろうも考える。とにかく体力をつけることを考えたい。今、死んでしまってもよいとは思わない。」

長男60代後半

「チューブ栄養では介護してくれている姉達に迷惑をかけるので、施設入所を考えたい。施設入所となると、鼻からのチューブ栄養では看てくれないので胃ろう造設を考えたい。胃ろうにして欲しい。少しでも長く生きて欲しい。何でもして欲しい。」

「肺炎で死んでしまっても本望」と発言したとき、たとえそれがCさん本人の意思に最も沿うとしても、次女や長男は「そうだね」とは言えないだろう。それは、日本社会における一般的なあるべき会話のパターン、つまり、社会的に容認されている会話のパターンを逸脱するからである。

会話がこのように展開した場合、医療・ケアチームはどのような対応を考えたらよいのだろうか。

まず考えられるのは、このときだけの話し合いだけで方針決定しないことである。そして次の機会には、Cさん本人の意思を尊重する方向で会話がなされるように、医療・ケアチームは働きかける必要があるだろう。

日頃から複数回の話し合いをもち、揺れる患者・家族の意思に沿うべく仕事をしている医療・ケアスタッフにとっては、これは当たり前のことと思われるが、現実の臨床現場では、こうした話し合いは1回きりのことが少なくない。実際、この症例では、この話し合いのあとCさんには胃ろうが造設された。

この3人の子どもたちのなかで、最も本人の意思に沿っているのは誰だろうか。筆者は長女ではないかと思う。主介護者として一番世話をしてきて、母親の意向の理解度も最も高いのではないだろうか。それでいながら長女が言語化したことは、あたかも母親の生存を望んでいないかのように解釈されかねない表現であった。長女はこの発言で辛い立場に立たされたのではないだろうか。したがって、こうした展開を防ぐのも医療・ケアスタッフの役目といえる。一番貢献している長女を理不尽な苦境から救うのは、医療・ケアスタッフの適切な言葉かけである。長女の介護疲れがこのような発言につながった恐れも考慮しつつ、不本意な会話の展開を修整する言葉の手助けが必要とされている。

また、長男の「何でもして欲しい」という発言の解釈にも注意を要する。これも会話の流れによって出てきた言葉であり、長女が「死んでしまっても本望」と発言しなければ、次女が「今、死んでしまってもよいとは思わない」と発言することはなく、次いで長男も「少しでも長く生きて欲しい。何でもして欲しい」と発言することもなかったかもしれない。

また、もし異なる会話の展開のなかで、「何でもして欲しい」と家族が発言した場合も、医療側はこの言葉を字義的に解釈すべきではない。「何でも」が意味するところは不明確である。家族は心からの愛情表現であれ、さしあたっての世間体のための表現であれ、「何でもして欲しい」と発言するのが常である。「何でもして欲しい」と要望されたから、技術的に可能なすべての医療行為を行わなければならないと考えることは不適切である。「何でも」という言葉が用いられるのは、次のような意味合いを込めるためであったりもする。

・私はお母さんにまだ死んでほしくない。死にゆくことなど受け入れられない。
・「何でも」して欲しい。今の医学は進んでいるのだから、何とかしてもらえるはずだ。
・「何でもした」と確信できなければ、私は心の平和を得ることができない。これから生きていくのが辛くなる。
・「何でもした」と親戚や近所の人に言えなければ、私たち家族は批判されるだろう。安心して暮らしていけない。世間体はやはり気になる。
・「何でも」することを主張する私が一番親思いなのだから、相続時に有利になるはずだ。少なくとも、そう言わないと不利になるだろう。
・とにかく、私はこの場面でどうしてよいかわからないので「何でも」と言った。

「何でも」が何を意味するかを見極めなければならない。そうでないと、家族の意向に沿ったつもりで行われた医療によって、本人に害を与え、人生の最終段階を穏やかなものから遠ざけるからである。

技術的介入の身体的負担については改めて述べるまでもないだろう。生き終わりの段階を前にした患者には、注射1本、チューブ1本でさえ負担であり不快である。ましてや、胃ろう造設や気管切開、人工呼吸器装着などは、それが緩和ケア目的で行われるのでない場合は、本人に苦痛を与えるだけといえる。

これは先進国の医療体制に深く根差した問題でもある。そこには多くの治療法や医療技術があり、「何でも」の対象になるものが多いからである。

薬剤であれ技術的介入であれ、医療には常に何らかの身体的負担が伴う。投薬による負担については、一般市民には認識されていない場合が少なくないように思われるが、そもそも薬剤は効果とともに副作用をもたらすのである。この問題は、加齢によって代謝等の身体機能および生理機能が低下している高齢者においては、特に要注意である。この問題については第7章にて詳述する。

なかには、家族らの言語化した意思を表面的にとらえ、「何でも」に応じようとする医師もいるが、それらの手段はほんの一時、事態を先送りするだけで何も解決しない。遠からず同等あるいはそれ以上の問題を呼ぶ。しかも多くの場合、問題はより深刻になって現前するのである。

医療者は専門職としてこの問題を認識し、本人のためになりうるものとそうでないものについて、家族らと十分話し合うことが必要である。大切なのはよりよいコミュニケーションである。

コミュニケーションの有り様に関することで、もうひとつの症例について考えてみたい。

BOX 6のDさんである。

Dさんの妻は、「夫にはできるだけ長生きして欲しい」と発言した。こうした家族の言葉を聞くと、即、「患者の妻は胃ろう栄養法の終了に反対している」と解釈する医療者が少なくない。しかし、この判断は早計である。これは真意である可能性もあるし、異なる意味である可能性もあるからだ。

前述のように、私達が社会生活のなかで発する言葉は気持ちの何らかの表現であり、すべてではないことがほとんどであり、全く逆の意味のこともある。それは、私達の発言というものが誰かの呼びかけに対する応答であるか、または誰かへの呼びかけであるからである。つまり、私達が発する言葉はコミュニケーションの一部であり、話者間の関係や状況に依存するので、関係性や状況によって真意と異なる発言が出てくるのは、しごく一般的なことなのである。

Dさんの状況で、息子が胃ろう栄養法の終了・看取りを医師に相談し、医師がDさんの妻に「どう思いますか」と尋ねたとき、「夫にはできるだけ長く生きていて欲しい」と言

BOX 6 Dさんの症例

Dさん（80歳男性）は4年前に脳梗塞を起こし、右半身麻痺となった。その後、脳梗塞を繰り返し、今では寝たきりで、発語・アイコンタクトもなく、呼びかけにもほとんど応じないが、生命予後は年単位と診断されている。3年前、誤嚥性肺炎により経口摂取が困難となったため、家族（妻・同居の息子夫婦）の同意のもと、胃ろうを造設した。在宅療養しており、介護はおもに息子夫婦が担当している。息子夫婦は、胃ろう造設時には、患者の誤嚥による苦しみを少しでも和らげてあげたいと思って胃ろう造設に賛成したが、Dさんが以前に何度か「意識がないのに無理やり生かされるのは嫌だ」と話していたことを思い出し、意思疎通できないまま生かされている現状を前に、このままでよいとは思えず、医師に「胃ろうを外して自然な看取りをするほうがよいのではないかと思う」と相談した。息子夫婦の介護負担感も限界にきているという。一方、Dさんの妻は、息子夫婦の状況を理解しつつも、「夫にはできるだけ長生きして欲しい」と語った。

うのは、ある意味、日本社会における妻たる人の定型的な応答といえるのではないだろうか。医師とのこうしたやりとりで、最初から「胃ろう栄養法をやめてください」と応答する妻の方が日本では少数派だと思われる。「胃ろうはもうやめてください」と思っても、さしあたって、そのようには返事しないものである。

そのようなわけで、ある程度の時間とコミュニケーションを経て、妻が「やめてください」と発言しても、妻として不足であると批判されないような環境が整えば、妻の発言は変化する可能性があると思われる。前述のように発言は状況依存であり、状況が整わなければ、こうした事態において本心を述べることが困難な家族が多いことは容易に想像できる。

もし、そのようなコミュニケーションのプロセスと本人の最善をめぐる話し合いを経ても妻が胃ろう栄養法を続けて欲しいという場合は、またしばらく時間をかけ本人にとっての最善の方法を一緒に考え続けることになるだろう。

なお、この節では、コミュニケーションの有り様について述べているのであり、この症例の場合に社会資源などの活用によって息子夫婦の介護負担感の軽減を図り、それによって臨床上の選択肢を増やすことが重要であることはいうまでもない。メディカルソーシャルワーカーやケアマネジャー、地域包括支援センターに相談することが考えられる。

家族内に病人がでれば家族の生活は影響を受けるので、医療とケアの方針決定の際には家族の事情もそれなりに尊重されるべきである。家族への支援は患者の療養生活の質を左右するので、患者の意思とともに、家族の意思も尊重しようとする姿勢と判断・行動が重要である。

第5章

いのちをどう考えるべきか

1 「生物学的生命」と「物語られるいのち」

前章までに、本人の意思を尊重した意思決定のために、医療行為の医学的な意味を本人の視点で捉え直すことが必要であり、そのために本人の価値観・死生観を尊重して判断することが重要であると述べた。

その際のアプローチとして、哲学者で臨床倫理学者の清水哲郎の「生命の二重の見方」理論が役に立つと考える。これは、「人の生命は生物学的生命（biological life）を土台に、物語られるいのち（biographical life）が関係する人々の物語りと重なり合いながら形成されている」という考え方である。

なぜ「物語り」というのか。清水は、「私たちは人生を物語りとして把握しているから」と説明する。人間は経験や出来事の一つひとつを物語りとして把握し、経験や出来事の積み重ねである人生も物語りとして把握しているからである。臨床心理学の河合隼雄も、「生きるとは、自分の物語をつくること」と述べている。

人生は物語りである。誕生から生き終わりまで、そして一日一日、私たちは生きることを物語りとして把握している。「物語り」と送り仮名の「り」をふるのは、「語る」という動詞に重きを置いているからであり、送り仮名の「り」なしで「物語」とする研究者もいる。物語・物語りはナラティブ（narrative）ともいう。

これを前提とし、以下は筆者の解釈を加えて述べる。

1980年代半ばに医療におけるナラティブが注目されるようになり、1990年代に英国において narrative-based medicine（NBM）、つまり患者の物語りに基づいた医療が提唱された。その主導者は、evidence-based medicine（EBM）、つまり医学的証拠に基づいた医療を推進していた医師らであった。

EBMはNBMに先立ち1991年にカナダで提唱された。EBMはおもに統計分析によって得られた医科学研究の成果（research evidence）と医師の専門性（clinical expertise）

と患者の意向（preferences）を意思決定の要素として重視していたが、ここでいう患者の意向は患者の物語りとは異なる。また、ＥＢＭにおいて意思決定プロセスは認識されていなかった。

意向と物語りは異なる。人は誰でも意向を有している。また、思想信条、価値観、人生観・死生観等をもっている。そして、それらを反映した個別で多様な人生の物語りを語りながら作りつつ生きている。日常の中でそれと意識することはなくても、一人ひとりそれぞれの意向や価値観を反映させつつ事象を観測し、経験したことを解釈し、それを語りつつ暮らしている。そしてそれが人生の物語りとなる。

毎日の暮らしのなかでこのような大げさなことは考えていないと思う人でも、進学や職業選択やパートナー選びなどの人生の重大な節目を振り返れば、誰もが頷くことなのではないだろうか。

例えば、ある学校に進学すると決めるまでに何をどのように考えたか。何を重視し、誰と何を相談したか。そして受験し、合格し、入学したことをどのように意味づけて学生生活を送ったか。そして、学校での日々について、それがどのようなものであると解釈し、表現してきたか。同時期に学校生活を送っている学生が数百人いて同じ授業を受け、同じ行事に参加していても、学校生活に関する物語りは各人各様の認識のフィルターを通して解釈した各人それぞれの物語りである。各自の価値観、人生観・死生観はそのフィルターを形成する。

本人らしさを決めるのは、その人がどのような人生の物語りを生きているかということであろう。その物語りのなかで本人の生活の質（ＱＯＬ：quality of life）の高低も決まる。本人が自分らしく生きていると実感できればＱＯＬは高く、そうでなければ低くなる。

例えば、身体障がいがあるとＱＯＬは低くなりがちであることは研究データが示しているが、身体障がいそのものがＱＯＬに直結しているのではない。つまり、因果関係ではない。身体障がいがあっても、自分らしく生きることができていると本人が認識し、自分の物語りを豊かに語りつつ生きていれば、ＱＯＬは高い。わかりやすい例としては、パラリンピックの選手が挙げられる。

そのように考えると、生物学的な生命の重要性を決めるのも物語られるいのちであるといえる。

このことを、延命医療を例に考えてみたい。近年、延命医療に関する調査が数多く行われるようになった。多くの場合、調査対象者の8割程度が「延命医療は不要」と回答している。これを「生命の二重の見方」理論で考えてみる。延命医療は生物学的生命の存続期間が伸びる医療行為である。しかし、その伸びた期間の人生の物語りが本人らしいものとはならないだろうと多くの人が感じているといえる。「生命の二重の見方」という言葉やその理論を知らなくとも、延命医療によって延長される生存期間をこのように捉えている人が多いといえるのではないだろうか。

また、生物学的生命と物語られるいのちの大きな違いは、生物学的生命は一人にひとつだが、物語りは本人が一人でつくるものではなく、日々、他者の物語りと重なり合わせて形成しているということである。物語の重なり具合は人による。一般には、関係の遠近によって、人生の物語りの重なり程度も異なる。

生物学的生命に着目すると、人は一人で生まれ、一人で死んでいく。しかし、物語られるいのちに着目すると、人は関係性の中で生まれて生きて、その連続である関係性のなかで死んでいく。常に人間関係のなかで、関係する人々とそれらの人々の物語りを一緒につくりながら、本人の物語りの形成もする。

誰かが死ぬと滅するのはその人の生物学的生命だが、その人を大切に思う人たちの物語りにも大きな欠損が生じる。その欠損を修復し物語りを再び構築し始めるために、グリーフワーク（喪の作業）が必要になる。グリーフワークとは、身近な人と死別して悲嘆にくれる人が、その喪失とともに生きるために行う心理的な仕事といえる。

大切な人の死によって被った物語りの欠損が大きすぎると、物語りは断絶してしまうこともある。断絶した物語りの再構築がどうしても困難なとき、人は生物学的な生命を存続させる意味を見出すことが困難となり、生物学的生命の終焉を選ぶこともあれば心を病むこともある。物語られるいのちが生物学的生命の意味に大きく影響するといえる。

医師は医学部学生の頃から医科学に関する勉強を医師である限り継続する。医科学に関する勉強はすなわち、生物学的生命に関する勉強である。これは医師という専門職の基本であり必須である。しかし、一人ひとりの患者にとっての最善は、病態生理学的データや医学的な証拠（evidence）だけで判断できるものではない。本人の物語られるいのちとその物語りを共につくっている人たちの物語りという視点から、今、行われようとしている医療行為の意味を考えることが重要といえる。

2 「物語られるいのち」を尊重する意思決定プロセス

では、どのようにすれば物語られるいのちを尊重する意思決定に至ることが可能なのか。これについては、清水哲郎の《情報共有＝合意モデル》を参照したい（図表7）。これは共同意思決定モデルの例である。

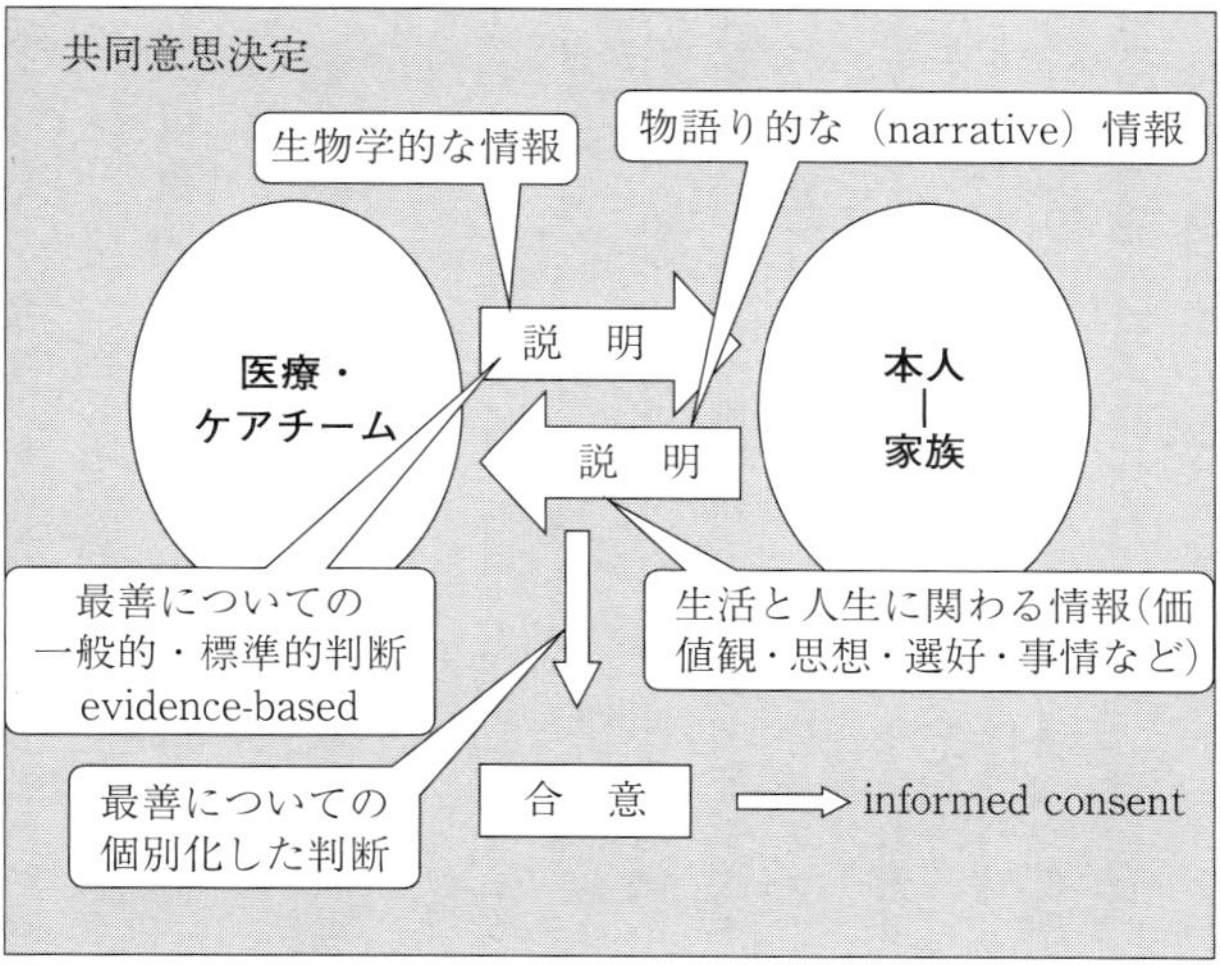

図表7　《情報共有＝合意モデル》

医師は患者の医学的な状態を診断し病態に関するデータを得て治療法の選択肢を判断する。こうして最初に提示する選択肢は、その患者のデータに着目した、医学的に適切な選択肢である。医学的証拠（evidence）がある場合は、医学的証拠を踏まえた選択肢である。つまり、標準的かつ一般的な選択肢であり、検査所見が同様であれば、患者がX氏でもY氏でもZ氏でも、この段階の選択肢は同様である。医療側はこうして、まずデータに基づいて判断した治療法の選択肢について、患者・家族側に説明する。

第4章の意思決定モデルの項目で述べた消費者主義モデルであれば、ここで医療側から提示された治療法の選択肢の中から患者側が自分で選択し自己決定するということになる。消費者主義モデルでは、患者側が選択肢の中から自分で選んで決定し、それを医療側に伝えると、医療側は患者側からインフォームド・コンセント（IC：informed consent）を得たことになる。

すでに述べたように、現在の日本の医療現場でよくみられる、医療者側から患者側への説明という意味でのインフォームド・コンセントという用語の使用は誤用である。「医師が患者さんにICした」と言う医療者が数多くみられるが、ICは医療者側が患者側に「する」ものではなく、患者側から「得る」ものである。

《情報共有＝合意モデル》では、医療者側から診断と治療法の選択肢に関する説明を受けた患者は、自分の価値観や人生観・死生観や人生計画や選好や家族の事情を医療側に説明し、医療者側はその説明を聞くことによって、先に提示した治療法の選択肢が当該患者・家族の人生の物語りにとってどのような意味をもつのかを一緒に考える。そしてこうした説明を相互に繰り返すことによって、最初の、X氏でもY氏でもZ氏でも診断結果が同様であれば医学的には同様に適切であった標準的かつ一般的な選択肢のなかから、X氏の物語りを尊重したX氏にとって最善の選択肢に到達することが可能になる。

当初、選択肢として医師側から示されなかった治療法も、コミュニケーションのプロセスの中で拾い上げられる可能性もある。このように互いに説明を繰り返すプロセスをたどり、医療者側が患者・家族側と共同で合意形成に至ることが大切である。このプロセスを経ると患者から適切にインフォームド・コンセントを得ることができる。

医学的根拠に基づいた医療は基本的に重要である。そして、医学的根拠を適切に踏まえ、その根拠に基づきつつ、臨床で織りなされる一人ひとりの物語りを形成していくことが重要であると考える。つまり、evidence-based narrative（ＥＢＮ）を形成することが医療とケアの目的であると筆者は考える。物語りを充実させることを医療の目的と捉えると、何のために医療を行うかが明確になると考える。

これは、しばしば言われてきた「evidence と narrative は車の両輪」という捉え方とは少し異なる。前述のように、物語りに基づいた医療、すなわち narrative-based medicine（ＮＢＭ）は、医学的証拠に基づいた医療、すなわち evidence-based medicine（ＥＢＭ）を補完する概念として形成された。ＥＢＭを主導した医師・研究者らは、ほどなく evidence のみでは患者のＱＯＬを高める医療を行うことは困難と認識し、医療を行う際には科学的な適切さを追求するとともに、患者自身は病をどのように認識・経験し、その病をもってどのような物語りを紡ぎながら生きているかを患者自身の視点から理解しようとすることが大切であると説いた。その意味で、患者中心の医療を行うためにはＥＢＭとＮＢ

Mの双方が「車の両輪」のごとく不可欠であるとされた。

この考え方に異議を挟むものではないが、もう一つの捉え方として、本人の人生の物語り、すなわちnarrativeを充実させることが医療の目的であり、医学的証拠はそのために使用し、EBMを行う目的がnarrativeの充実であると捉えるのが筆者のEBN（evidence-based narrative）の考え方である。

3 生物学的生命の状態が同じでも異なる治療法の選択

物語られるいのちが生物学的な生命の重要性を決めるということについて、筆者はしばしば、次の例を用いて説明している。（BOX 7）
AさんとBさんの身体の状態、すなわち生物学的生命の状態は同様である。しかし、二人の価値観、人生観・死生観は大きく異なる。医療行為の目的は本人を尊重し、人生の物語りを充実させることであり、少なくとも医療行為によって本人の尊厳を損なってはならない。そう考えると、Aさんの胃ろう栄養法は終了して看取るのが適切な選択肢といえるのではないだろうか。この考え方についてAさんの家族らと再度相談し、よく話し合った

BOX 7 生物学的生命の状態が同じでも人によって異なる物語り・QOL

〈生物学的生命の状態について〉

Aさんと B さんは2人とも85歳の女性。2人とも1年前にクモ膜下出血を起こした後、遷延性意識障害（持続的植物状態）となっている。2人ともこの1年間、胃ろう栄養法を受けていて、生物学的生命の状態は安定している。2人とも、突然のクモ膜下出血で倒れる前は、自立的に楽しく暮らしていた。

この2人について複数の医師が、脳の障害は非常に重いので、今後、意識を回復する見込みは限りなくゼロに近いが、首から下は元気なので生命予後は年単位の可能性があると診断している。

〈物語りのひとつのエピソード：生き方について〉

Aさん 60歳の時にリビング・ウィルを書き、折々、その内容を確認して、子どもや孫たちに、「もし植物状態になったら、延命医療はしないでね。それは自分の尊厳を損なうから」と繰り返し語っていた。子どもたちもそのたび、「わかったよ、お母さん」と応じてきた。

Bさん 何を決めるときも家族に任せてきた。以前にがんの手術をするかどうかというときも、夫と息子が医師と相談して決めたとおりにして、満足していた。「私のことは何でも家族が考えてくれるのよ」、とうれしそうに話していた。

上で家族が賛成したら、胃ろう栄養法の終了という選択肢が選ばれる可能性が高いといえるだろう。そして胃ろう栄養法を終了すると、Aさんは1週間ないし10日程度でご臨終となるだろう。

一方、Bさんについてはどう考えればよいだろうか。医療者はBさんの家族とまだまだ相談する必要があるだろう。どのように対応することがBさんの人生の物語りを充実させることになるのか、Bさんの人となりをよりよく知るために家族らとコミュニケーションを重ねることが大切である。彼女の人生のエピソードから推察するに、家族の意思で延命医療を継続することも選択肢だろうと思われる。Bさんは、「それはそれでよい」あるいは「それがよい」という人かもしれない。いずれにしても、本人にとっての最善を実現するためにどうすべきか、さらにBさんのこれまでの人生の物語りを探索する必要があると思われる。その結果、Bさんの家族は「お母さんには生きていてもらうだけでよいので医療を継続して欲しい」と希望するかもしれない。

そうなると、今日の時点でのAさんとBさんの生物学的生命の状態は同じでも、今後、2人の生命予後には年単位の違いが生じることが考えられる。

従来の伝統的な考え方に沿えば、Aさんの胃ろう栄養法を終了することは生命軽視との誹りを受ける恐れがある。しかし、患者を人として尊重するときに本当に大切なことは何かを見据えれば、今後の生物学的生命の長さに違いが生じることは問題にならないのではないだろうか。

Aさんのようにリビング・ウィルを用意する人は日本社会ではかなりの少数派(8)だが、それでも少しずつは増えてきている。たとえば、日本尊厳死協会に加入している人は全国で約12万人を数えるという。また、同様の活動を行っている他の組織や市民グループに参加している人や、組織に所属しなくても個人的にリビング・ウィルを用意している人も以前より増えつつある。リビング・ウィルのことは後述もするが、このように自らの最後の期間の生き方と生き終わり方について明確な考え方をもっている人に対して、「生命尊重」の名のもとにその意思を踏みにじり、医療行為を継続することは許されないだろう。

医療技術が汎用される現代の医療環境にあっては、生存期間を延長させるために技術を駆使することが必ずしも本人の幸せにつながるわけではない。それは現代、延命医療を有難迷惑なものと認識する人が多いことからも明らかである。日本老年医学会のエンドオブライフ・ケアのガイドラインである「立場表明2012」においても、意思決定は「本人の満足を物差しに」と謳われている。

さて、ひとつ留意点を述べる。ここで論じているのは、AさんとBさんの価値観や生き方・生き終わり方に関する考え方は異なるということであり、どちらのほうがよりよい生き方か、ということではない。

価値が多様な現代では、それぞれの価値観や生き方が尊重されるべきである。生命尊重を第一優先として認識する人もいるだろう。しかし、その人が、Aさんの生き終わり方を「生命軽視」と誹ることはできない。また逆に、Aさんと価値観を共有する人がBさんの生き方を誹ることもあってはならない。

また、リビング・ウィルを準備しておくことは一般的には推奨されることだろうが、準備したいと思わない人に強制すべきものではない。自分の生き終わり方をイメージしたくない人にそれを強要するのは暴力であり、人生の最終段階の支援とは言い難い。

4　ある事例――生存期間の延長よりも本人の満足に資するために

本人の人生の物語りをたどり本人像に迫ろうとすることが意思決定に役立つことは、筆者は実際の事例で体験している。清水哲郎が主宰する「臨床倫理プロジェクト」のなかでの出来事である。このプロジェクトは全国各地で臨床倫理セミナーを実施しており、現場の医療・介護従事者がジレンマを抱いている事例について、グループ・ディスカッションを含めた事例検討会を開催している。

こうした事例検討会のなかで、医療者が患者の物語りを知ろうとしてディスカッションする過程において、意思決定支援へのヒントをつかむことができた事例が複数経験されている。

例えば、脳梗塞を繰り返し認知症が重度化し、ついに意思疎通困難・摂食嚥下困難となり、寝たきりで経鼻経管栄養法を受けていた80代の患者の事例を検討していたときである。

この患者は経鼻チューブを嫌がるように、毎日引き抜いてしまう。他の何をする力を持たなくなっても、「経鼻チューブは嫌」ということを全身で表現していたと担当の医療者は感じていた。主治医は生命予後は年単位とみて患者家族に胃ろう造設を勧めたが、家族は本人が事前に胃ろうを断固拒否していたし、腹部に開けた穴から栄養分を補給するという方法は自分たちの身体観に反するとして、受け入れなかった。この患者への人工的水分・栄養補給をどうすればよいのか。

事例検討ではまず現時点に注目し、選択肢は①経鼻経管栄養法の継続、②経皮内視鏡的胃ろう造設術（PEG）を施行し胃ろう栄養法を導入する、③CVポートを埋め込み、中心静脈栄養法（TPN）を導入する、④終末期ならば終末期の対応として末梢点滴を行う、という4択であった。CVポートとは直径約2㎝の円盤状のタンクで、リザーバーともよばれ、中心静脈栄養法を行うために前胸部か上腕部に埋め込んで使用される。従来の中心静脈栄養法よりは患者の苦痛が少なく安全かつ簡便で汎用されている。

前述のように、人工的水分・栄養補給法の標準的な医学的ガイドラインによると、患者の腸が機能している場合には、経腸栄養法を用いて免疫力の維持に努めることが推奨されるため、この患者の場合はCVポートを造設して中心静脈栄養法を行うことは最適な選択肢とはいえない。この状況における中心静脈栄養法は「医学的にはナンセンス」と言う医師も少なくない。

　では、経腸栄養法のなかで経鼻経管栄養法と胃ろう栄養法のいずれを選択すべきかというと、医学的には胃ろう栄養法ということになる。胃ろう栄養法は、経鼻経管栄養法よりも患者の苦痛や不快感が大幅に少ないことが知られている。長期に人工的水分・栄養補給法を行う場合には、前述のように、さまざま意味で経鼻経管栄養法よりも優れた方法であり、生存期間の延長効果も高い。

　そのため事例検討会では胃ろう造設へ向けて家族をどのように説得するか、ＰＥＧ施行による合併症のリスクはどの程度か、ＰＥＧ施行による益と害は相対的にどちらが大きいか、などが話し合われた。また、この患者は末期にあるとみて終末期対応をするのが適切かどうかなども話し合われたが、患者が寝たきりで意思疎通困難であっても、生命予後が年単位の場合には末期とは判断できないので終末期の対応は取ることができないという意見が大勢であった。

　このように医学的な視点で選ぶと、この患者ではＰＥＧを施行して胃ろう栄養法を導入することが最も望ましい選択肢といえる。

　しかし、果たしてこの選択肢は患者本人にとって最善の方法といえるのだろうか。今はこの患者は意思疎通困難な状態にあるが、以前に胃ろうを固く拒否していたという家族の言葉がある。いくら医学的には効果があるといっても、この言葉を無視するわけにはいかないだろう。

胃ろうを選ばないとすると、経鼻経管栄養法が選択されるのか。なぜなら、それが胃ろう栄養法の次に医学的に有用な人工的水分・栄養補給法だからである。しかし、本人はそれを全身で「嫌だ」と表現しているのではないのか。この患者の状況に鑑みると、この場合の経鼻経管栄養法は医療行為ではなく虐待に相当するといえるのではないか。

このように、人工的水分・栄養補給法の選択肢に着目し、複数ある選択肢のなかから医学的な効果に焦点をあててどの方法を選ぶべきかを考えると、この事例では答えが出ない。ではどう考えたら良いのだろうか。

この事例検討会では、ある看護師が「この患者さんのために何が最善なのか、それを考えましょう」と発言したことが契機となって、患者の人生の物語りについて情報交換がなされることとなった。「この患者さんはこれまでどういうことを大切にしてきた人なんですか？」という質問が患者の人生のいろいろな場面に関してなされた。

このやり取りのなかで、この患者は日本においてまだコーヒーという嗜好品が珍しかった時代に、コーヒー豆を遠隔地から購入し飲んでいた無類のコーヒー好きだと家族が語っていたことがわかった。そこで、「好きな銘柄のコーヒーを入れ、それで氷を作り、砕いて舌にのせて口腔内を湿らせる」という選択肢が出てきた。そして、氷のかけらを作り患者の口に入れることを家族にしてもらうことで、家族にケアへの参加を促すという方法を取ることが検討された。この「コーヒーの氷のかけらケア」という選択肢は現実的だろうか。

さて、この事例について、前述のように、旧来の生存期間の延長効果に焦点を当てて治療法を選択するなら、選ぶべきはPEGを施行して胃ろう栄養法を行うという方法になる。胃ろう栄養法は人工的水分・栄養補給法としての効果が最も高く、それ故、生存期間の延長効果は経鼻経管栄養法よりも高いことが知られている。中心静脈栄養法では腸を使わないため腸管免疫の効果を得ることができない。そのため、生存期間の延長効果は胃ろう栄養法や経鼻経管栄養法よりも低い。さらに、重篤な感染症を発症するリスクもある。

一方、「コーヒーの氷のかけらケア」では月単位の生命維持もできない。せいぜい1週間か10日程度だろう。

胃ろう栄養法あるいは経鼻経管栄養法によって年単位で生存期間を延ばすことと、好きなコーヒー味の氷のかけらで最期の1週間を過ごすことでは、生存期間を物差しにして選択すれば、選ぶべきは明白に前者となる。しかし、これらは本人が拒否している方法である。

この事例は、生存期間の延長効果を物差しにすることが本人にとっての最善を判断するためには不適切であることを示す好例である。

では、何を物差しにするか。日本老年医学会のガイドラインが言うように、「患者の満足を物差しに」するのである。その点から考えると、選ぶべきは「大好きなコーヒーで作った氷のかけら」になるのではないだろうか。また、家族にとって、患者が嫌がっているようにしかみえない経鼻経管栄養法の継続や患者が拒否していた胃ろう造設という意思決定をすることと、患者に喜んでもらえる可能性があるケアに参加し、最期の期間をともに過ごすことでは、どのような意味の違いがあるだろうか。

筆者がこの事例について学会の学術集会や講演で紹介すると、眉をひそめる人もいる。生命軽視なのではないかと非難の発言をする人もいる。こうした人には医師が多い。長年、救命・延命を仕事としてきた職種なのだから、無理もない。

そしてこれらの医師が懸念するように、「好きなコーヒーで氷を作りそのかけらでケアする」方法は、一歩間違えると人権侵害につながる恐れもある。また、悪用される恐れもある。

この事例では、本人の人生の物語りに沿って本人にとっての最善をめぐって複数の関係者が考えを語りあいつつ共に悩みながらこの方法にたどり着いた。これは臨床倫理上、適切な姿勢を踏まえたプロセスである。

しかし、このプロセス抜きで一足飛びに「寝たきりで意思疎通困難な高齢者には氷のかけら」と意思決定し実践したら、そこには臨床倫理の基本的な姿勢が欠如しているため、そのような決定も実践も倫理的に適切とはいえない。

この危うい境界を越えて倫理的に間違った側へ踏み込まないようにすることが肝心である。どうすればそれが可能なのだろうか。この点について筆者は、倫理性の高い専門職のチームアプローチならその役割を果たすことができるだろうと考えている。患者にとっての最善を実現しようとする基本的な倫理的姿勢をもつ医療者が多職種のチームで状況を把握し、家族らとよくコミュニケーションをとれば、医学的にも倫理的にも適切で、本人と家族を人として尊重する意思決定に至るはずである。これが日常的な医療とケアの意思決定の風景になることが求められていると考える。

5 共同意思決定モデルによる患者・家族支援

倫理的に適切な意思決定に至るための具体的なプロセスは、《情報共有＝合意モデル》による共同意思決定によってたどることができるだろう。この意思決定モデルが促進されれば、そのプロセス全体が患者・家族支援となる。本人の物語りは、本人にとって重要な関わりを有する人の物語りと重なる部分が多い。人間関係上の関わりの程度は、すなわち、物語りの重なり程度である。

本人にとって重要な家族は、本人の物語りにとって重要ということであり、本人にとって重要な意思決定は家族にとっても同様に重要ということである。本人のために意思決定を検討する家族にとって、医療・ケアスタッフが《情報共有＝合意モデル》に沿って耳を傾けるのは、本人のみならず家族の物語りでもある。その意味で、本人が意思表示困難な場合の家族による意思決定は代理決定ということにとどまらず、まさに家族自身のための決定になるといえる。

本人にとっての最善を実現するための医療とケアとはどのようなものかを知ろうとして、本人の人生の物語りをたどる。それは、本人の価値観や人生観・死生観が表れている人生のエピソードについて家族から話を聴くということであり、その際には、物語りが重なる家族との関わりについても話を聴くことになる。今、本人が意思を表明することができたら、何と言うだろう、何を求めるだろう。それを医療・ケアスタッフとともに考える家族は、家族自身の物語りにおいて本人と家族のために納得のいく選択をしていくことにもなる。

家族が本人の物語りのエピソードを医療・ケアスタッフに語るとき、それは自分たちの物語りをも語ることになる。その物語りを傾聴し、物語りに沿った意思決定を求めて医療・ケアスタッフが家族とともにたどるプロセスは、悩める家族の心に寄り添うプロセスそのものといえるのではないだろうか。これは日本の家族の多くにみられる濃密な関係性を踏まえて臨床倫理の問題を検討する際には必須であり、貴重な家族支援になると考える。

共同意思決定モデルにおいて医療・ケアスタッフが取るべき姿勢は、家族による代理の意思決定を支援する際の姿勢とは異なる。共同意思決定モデルでは、本人の物語りを探索しながら、本人の最善をめぐって家族とともに考え、ともに悩み、ストレスも共有する。この共同作業とコミュニケーションのプロセスが、決定したことに関する納得の源泉となると考える。

多くの臨床倫理の問題にいえることだが、医療・ケアの選択において唯一の正解は存在しない。選択したことが適切といえるのか、検討を尽くしても確信が持てないことが少なくない。しかし、このプロセスをたどることによって、決定したことの倫理的妥当性が担保されるだろうと考える。

意思決定と家族支援に関して重要なのは、本人の最善を巡って関係者がともに考え悩むプロセスであり、そのなかにおける丁寧なコミュニケーションである。そうしたやり取りが納得の源泉になると考える。

こうしたプロセスは本人・家族と医療者間など関係者間の信頼関係をより強くする。信頼という土壌があれば、悩ましい選択であっても着地点は見出しやすくなる。逆にいえば、信頼という土壌がない人間関係においては、意思決定の着地点はより一層見出しにくくなる。

こうした関係を構築するために、医療・ケア従事者は臨床倫理的に適切な姿勢をもって仕事に当たることが求められている。その姿勢の中核は、本人にとっての最善を実現しようとする姿勢であろう。それは本人の人となりに迫り、本人の価値観や死生観を反映した物語りを尊重しようとする姿勢である。その姿勢をもつことが本人のみならず家族をも支え、医療・ケアスタッフの支え合いにもつながり、本人と家族、医療・ケアスタッフ皆の物語りの充実のもとになる。なぜなら、物語りは重なり合って形成されているからである。

6 「本人と家族のための意思決定プロセスノート」

こうした意思決定をサポートするためのツールとして、筆者らは『高齢者ケアと人工栄養を考える――本人・家族のための意思決定プロセスノート』（清水哲郎・会田薫子著）を2013年に刊行した。

このノートは2部構成になっており、まず医学的な選択肢を枚挙し、各選択肢の医学的に標準的なメリットとデメリットを枚挙している。そして、その選択が一人ひとりの当事者の生活と人生においてどのような意味を有するかを、本人が家族とコミュニケーションを重ねながら考えつつ記していく形式となっている。

なお、この意思決定プロセスノートは、生きるための人工的水分・栄養補給法の選択肢とともに、人工的水分・栄養補給法を行わずに自然な最期を迎えるという選択肢にも言及している。前者の選択肢と各選択肢の特徴は、第1章を参照されたい。

筆者らはこのノートの姉妹編として、2015年に『高齢者ケアと人工透析を考える――本人・家族のための意思決定プロセスノート』を刊行した。

刊行に先立ち、このノートの作成のために、筆者らは腎臓病の専門医療者とともに「腎臓病と高齢者ケア研究プロジェクト」を発足させた。プロジェクトのメンバーは腎不全看護の分野で経験を積んできた岡山県の赤磐医師会病院（当時）の大賀由花と東京大学医学部附属病院の齋藤凡、岡山済生会病院の大脇浩香、腎臓内科医の東京慈恵会医科大学附属柏病院の三浦靖彦、大阪大学の守山敏樹、日本赤十字社医療センターの石橋由孝である。

1970年代から一般化した透析療法は腎不全患者にとっては福音であった。透析療法が開発されたおかげで腎不全は致死的な疾患ではなくなり、透析療法を受けながら社会生活を維持していくことが可能な時代となった。

現代、透析療法には複数の方法がある。従来からの血液透析のほかに腹膜透析もあり、血液透析と腹膜透析のハイブリッド療法もある。そして、老化が進んだ高齢者にとっては、透析療法ではなく内科的な対応のほうが本人のQOLをよりよく維持する場合も少なくないこともわかってきている。そのため、透析療法を行わず内科的に対応し、あとは自然にゆだねる選択肢もある。加齢と透析療法の関係については第7章も参照されたい。

こうして現代では複数の選択肢があるため、患者・家族側は医療者側とコミュニケーションを重ねながら、いずれの透析療法を選択するか、または透析療法を選択せずに生活管理や食事療法・薬物療法を行いつつ自然に委ねるか、意思決定プロセスを適切に進めて選択することが大切である。

その際、透析療法という医学的介入の直接的な身体的効果だけでなく、透析療法が患者の生活と人生にとってどのような意味をもつのか、総合的に検討することが肝心である。

このような判断は多くの高齢患者の場合、患者の自己決定に求めることは困難かつ不適切であることが多い。そこで、医療者とくに看護師が患者・家族の気持ちに寄り添い、患者側の不安を取り除きながら最適な選択に向かってともに進んでいくことが期待されている。

「意思決定プロセスノート」はこうした共同意思決定を支援するために作成された。高齢の腎不全患者とその家族が医療者と相談しながら治療法を選択していく際に、両者間のコミュニケーションを促進するためのツールとして役立てばと思っている。

この意思決定プロセスノートは、本人の人生・生き方・価値観等を踏まえ、今後の生活・人生をどのように生きたいかを明確にしつつ、本人にとって最善の選択に至る意思決定を支援することを意図している。各種透析療法に関する医学的な情報をはじめ、透析療法を終了するという選択肢の意味や末期の身体症状と緩和ケア、看取り・グリーフケアも含まれている。

このノートは、日本透析医学会の「維持血液透析の開始と継続に関する意思決定プロセスについての提言」が公表された翌年に発表された。同学会はこの提言で、透析療法を導入しないことと継続しないことを「見合わせ」と表現し、「患者の尊厳を考慮した時、維持血液透析の見合わせも最善の治療を提供するという選択肢の一つとなりうる」とし、日本老年医学会のガイドラインと同様の見解を示している。

7 コミュニケーションの重要性

本人の価値観・死生観を反映した人生の物語りを尊重しつつ臨床上の意思決定に至ろうとするときに肝心なのは、丁寧なコミュニケーションのプロセスである。医療側と本人側は相互に価値観・死生観を知り、本人が意思疎通困難な状態となった後でも、医療側は本人の物語りを形成する上で重要な関わりをもつ人々とコミュニケーションを繰り返していくことが、本人にとっての最善を探索する道筋となるだろう。

臨床上の選択肢が増え、患者側の価値観も多様化している現代、本人側と医療者側のコミュニケーションの重要性はますます高まっている。バランスのとれた意思決定に到達するためにコミュニケーションは必須であり、医療者にはコミュニケーション・スキルの向上を望みたい。医療者と患者・家族間のコミュニケーションが改善すれば、患者思いの医療者の熱意と誠意と献身が報われる場面も多くなるだろう。

人生の最終段階における医療とケアの意思決定について話をするということは、多くの日本人にとって依然としてハードルが高い。しかし、人生の最終章を幸せなものにするために、最期の医療とケアをどうするかについて本人側と医療者側が話を繰り返すこと、それが日常の風景になる社会を実現することが重要である。そのためにも両者間のコミュニケーション促進は必須である。

第6章

事前指示からアドバンス・ケア・プランニングへ

1　事前指示とは

20世紀後半以降、急速に進展した医療技術は社会に光と影をもたらした。光はかつてよりも長く生きることが可能になったことであり、影は本人が望まない状態での生存期間の延長である。

こうした影の部分はまず先進諸国で社会問題化した。それは、本人が望まない状態になっても医療が継続され生命が維持されるのは、経済的に豊かな国における、ある意味贅沢な現象だったからである。

そのようなわけで、日本よりも先に先進国となった国々でこの問題は日本よりも先に社会問題化した。最初に世界の大ニュースとして耳目を集めたのは1970年代、米国で「カレン・アン・クィンラン事件」が起こったときだった。

カレン（当時21歳）は1975年4月、内因性の問題によって少なくとも2回、約15分間にわたる呼吸停止状態に陥り、人工呼吸器等による生命維持治療が行われた。カレンは遷延性意識障害（持続的植物状態）になり、快復の見込みはなく、人工呼吸器を外せば生存は困難であると診断された。そこで父親は主治医に対して治療を終了するよう願い出たが断られたため、娘の後見人となって裁判所に生命維持治療の終了を申し立てた。ニュージャージー州最高裁は1976年、カレンの権利をプライバシー権として認定し、生命維持治療を終えることを認めた。(9)

これは生命維持治療を終了する権利を裁判所に求めた世界最初のケースであったため米国内外で大々的に報道され、司法判断のみならず社会的に大きな影響を及ぼした。まず、1976年にカリフォルニア州において、成人が意思決定能力を有するうちに書いたリビング・ウィルに沿って生命維持治療を終了することを認める「自然死法」が成立し、米国各州が追随した。

さらに米国は1990年に米国連邦法の「患者の自己決定法（Patient Self-Determination

Act)」を制定し、公的保険によって医療を提供する医療機関に対し、医療行為の承諾あるいは拒否に関する患者の権利を患者に説明するよう義務付けた。同法制定の主要な目的は、患者自身による人生の最終段階における医療の意思決定を患者の権利として行使すること、より具体的にいえば、延命医療の拒否は患者の権利であることを明示し、リビング・ウィルの準備を患者に促すことだった。

このように、米国では州法と連邦法によって事前指示（AD：advance directives）を制度化した。事前指示とは「患者あるいは健常者が、将来自らが判断能力を失った際に自分に対して行われる医療行為に関して、事前に意向を表示すること」である。事前指示の内容は大きく2点で、リビング・ウィルのほかに意思決定代理人の指名がある。

2 事前指示の諸問題

しかし事前指示には、状況や意思の変化に対応が困難である点や、いざ必要なときに指示書が見つからないことが少なくないこと、また、意思決定代理人と本人との考え方に相違があることなど問題点が多いことがわかってきた。

世界的に権威ある米国の医学雑誌New England Journal of Medicineにおいて2004年に発表された総説論文では、「リビング・ウィルなどの事前指示はローテクでお金もかからず、一見、簡単で、役に立ちそうに思える。しかし、個別の医療行為に関する事前指示をすべての状況を予測して準備することは不可能であり、逆に、詳細に書こうとすればするほど、柔軟性が失われて実際の現場では適用が難しくなる。ならば意思決定代理人(proxy)を決めておけばよさそうに思えるが、これまでに行われた数多くの実証研究によって、意思決定代理人の選択は本人の選択と異なる場合が少なくないことが明らかにされている」と事前指示の問題点をまとめている。こうした問題点を指摘する論文は、同論文以外にも数多く発表されている。

個人の意思も社会環境も変化する。医学や医療技術の進展さらに医療制度の変更を含め医療環境も変化する。いったん、リビング・ウィルを準備してもそのままときが過ぎれば状況の変化への対応が難しくなるのは自明である。

また、本人がリビング・ウィルに綴った意思が家族らと共有されていなければ、人生の最終段階で家族らがリビング・ウィルに書かれた内容の意味を理解できず本人の真意を図りかね、それを容認しない事態も発生する。前述のように、身近な人たちとは人生の物語りの重なり程度が大きいため、本人にとっての重大な決定は身近な人たちの物語りにも直接的に大きな影響を及ぼす。そのようなわけで、本人が一人で考えてリビング・ウィルの書面を準備した場合、その実効性と適切性には問題が生じやすい。

この問題は意思決定代理人の場合でも同じであり、本人と意思決定代理人の情緒的結びつきやその他の関係が深ければ深いほど、意思決定上のジレンマが発生しやすくなるといえる。

3 日本におけるリビング・ウィルの課題

†家族がジレンマを抱える懸念

自らの最期についてコントロールするために事前に意思表示し、自らが欲しない状態で生かされ続けることを回避しようとする本人の意思は尊重されるべきである。

医療技術はあくまで本人のために使われるべきものであり、医療の名のもとに本人が望まない状態での生存を医療技術の力で継続させることは、本人の尊厳を損なうことになる。尊厳を損なわれた側にしてみれば、リビング・ウィルに反して医療技術を使う医療者は、暴力を為す者となる。患者に益をもたらすことを本来の職務とする医療者にとって、このように認識されることは耐え難いことであろう。
したがって、リビング・ウィルに記載された本人の意思は基本的に尊重されるべきである。しかし、リビング・ウィルの使い方が適切ではない場合、その存在が予期せぬ事態を招くこともある。その一つは医療者がリビング・ウィルの内容をもって本人の意思決定は既決と判断し、医療者と家族の間のコミュニケーションが不十分なものに終わり、家族がジレンマを抱える事態である。

筆者はこの懸念について、ある学会のシンポジウムに参加したことで思いを強くした。それは意思決定支援をめぐるシンポジウムであり、患者家族の立場で発言したシンポジストは、次のように語ったのである。

「母はアルツハイマー型認知症になり、重度化して次第に摂食困難となりました。本人は認知症になる以前に、「経管栄養は不要」というリビング・ウィルを用意しており、それは私から医師に渡しておりました。医師は、それを患者の自己決定ということで尊重してくださり、胃ろう栄養法も経鼻経管栄養法も行いませんでした。私は母の気持ちを尊重したいと思いつつ、同時に「自分は母を殺すんだ」と思い、苦しみました。ですが、この苦痛を医師に伝えることはできませんでした。なぜなら医師は、この件はすでに決着したと考えていたからです。」

リビング・ウィルを準備する人は、主体的に物事を決めて周囲を困らせない姿勢をもった生き方をしている人が多いと思われる。そのような生き方の一環として準備したリビング・ウィルが、やがて意思疎通困難な自分の周りで家族にこのような苦悩を抱えさせることになる恐れがあるなどとは思いもよらないだろう。これは本人にとっても家族にとっても大変不本意なことである。

しかし注意すべきは、こうした場合の問題はリビング・ウィルそのものにあるのではないということである。リビング・ウィルが示された場合、医療者はそれを本人・家族らと話し合う際のツールとすべきであり、記載内容を最終的な意思決定そのものとして扱うことは不適切といえるだろう。

その意味で、この症例では医療者側の認識に誤りがあったといえるだろう。書面の意思表示を決定打として捉え、それで事は決着したとみなすことは、本人にとってよい結果を生む場合がないとはいわないが、変化しやすい医療環境を考えると最善とは言い難いと思われる。さらに、家族など周囲の人達にとって、前述のような結末に至る恐れは常にある。

リビング・ウィルを書こうとすることと、そのために自分の生き方と生き終わり方をしっかり見据えて考えようとすることは、進展した医療技術が汎用される現代に生きる私達にとって重要なことであり、推奨されることであろう。

しかし、人は誰も一人きりでは生きていない。家族など物語りの重なりが大きい重要他者が、本人の生き終わりに際して納得して本人を見送ることができるように、すなわち、それが見送る家族らの物語りとしても充実するように、リビング・ウィルは準備され活用されるべきである。つまり、コミュニケーションをよく取りプロセスを重視して準備し、またコミュニケーションを取りつつ適宜見直し、最期の場面でも関係者の納得を得て共同で合意に至るということである。

†エンドオブライフ・ケアの希望を「書く」困難

前項の女性のようにリビング・ウィルなどの事前指示書を準備する人は、日本では少数派である。厚生労働省の調査において、事前指示書について、アイディアとしては7割程度の人たちが賛成しているが、実際に作成している人は2013年度の調査では2%、2018年度の調査では5%程度であったことが示されている。

しかし、厚労省調査の対象は一般成人であり、健康状態に問題がない人も多く含まれていたと思われる。この種の問いをより身近に感じると思われる人たちのなかでは、どのような実態があるのだろうか。

そこで、何らかの疾病を有する高齢者を対象とした調査を参照してみたい。東京都健康長寿医療センターが2012年に実施した調査（研究班長：高橋龍太郎）である。この調査は同センターの外来高齢患者968名（平均年齢：77歳、女性：7割）を対象として実施された。この対象者数は同センターの外来患者全体の2割強に当たるので、研究結果の一般化可能性は高く、東京とその周辺における実態を探るために有用だと考える。

この調査では、「あなたが重い認知症または重い脳卒中にかかり、食物を飲み込むこともうまく行かず、寝たきりで、自分ではっきり意見を伝えられない状態になった時に受けたい医療やケア」について、家族や友人とのコミュニケーションの状況を質問した。

同センターの島田千穂と中里和弘らが2013年に報告したところによると、この質問に関して、「家族や友人と会話したことがある」と回答したのは430名（44%）、「記録に残している」と回答したのは116名（12%）であった。女性の方が男性より高い割合で会話し記録を残していたことが示された。年齢、学歴、死別経験、世帯構成によって、会話や記録を有する割合に統計的な有意差はみられなかった。

会話の有無と記録の有無を組み合わせた分布をみると、会話も記録もあるのは85名（10%）、会話も記録もないのは404名（48%）であった。会話のみは331名（39%）であった。やはり、なんらかの疾患などを有している高齢者であっても、記録すること、つまり人生の最終段階の医療に関して事前に意思を文書に記すことは、一般的な行為とはいえないことが示されたといえる。

また、意思を事前に伝えておく対象について、島田らは日本社会における家族のあり方や自己表現に関する文化的要因との関連を考え、「臨床上の意思決定の場で求められる自らの希望を事前に他者に伝える行為には、自己決定した意思の主張よりも、看病する家族が困らないように、という配慮が根底にある」のではないかと考察している。

一方で、この調査では延命医療を希望しない人は約9割であったが、それにもかかわらず約9割が最終段階における医療の希望について記録していないという状況が明らかになった。

この点については、同調査後に関連して実施された、エンドオブライフ・ケアの希望を書き記すノートの活用に関する調査報告が興味深い。

この調査では人生の最終段階における医療の意思決定に生かすために、同研究班が開発した「ライフデザインノート」を希望者に配布し、その有用感を評価してもらった。

研究参加者は東京都板橋区内の医療機関の通院患者で、「ライフデザインノート」の入手を自ら希望し、記載方法の説明会にも参加した高齢者114名であった。性別は男性が

28名（25％）、年齢は75歳以上が63名（57％）であった。高橋らは２０１４年に刊行した調査報告書で、この研究の結果について以下のように考察している。

ライフデザインノートは、考えを整理し終末期医療の希望を考えるツールとして有意義と主観的に評価されたものの、実際の記入に至る人は半数程度であり、コミュニケーション促進としても作用しなかった。むしろ、死について考えることや家族に思いを伝達することは容易ではなく、記録を躊躇させた可能性が示唆された。

本研究の結果から、以下のことがわかった。①終末期医療の希望について書き記し、伝達する必要があると認識している人でも、その思いを記述する難しさがあること、②終末期を含めた今後の生き方を現実的に考えるよう働きかけると、関心がある人であってもその思考プロセスを停止したり回避したくなる人もいること、③終末期医療の希望について考えが整理されたとしても、家族に伝える動機づけに直接的にはならない場合があることである。

患者の意思を尊重したいと考える医療者は、事前にその意思を書き残すことを期待する。欧米では法制化により事前に終末期医療の希望の記録を促しているものの、一般化にまで至っていない。今回の研究結果は、日本においても同様に、思いを記述する困難は大きい可能性が示された。「患者の意思」の言語化と伝達を促進する手法は、単に記入様式の提示に留まらず、直接的に関わり、促す仕組みが不可欠であることが確認できた。

（高橋龍太郎・島田千穂・中里和弘他〔2014〕「ライフデザインノートの普及に関する研究報告書」東京都健康長寿医療センター研究所「ライフデザインノート」プロジェクトチーム）

この一連の調査結果と考察は示唆に富む。「エンディングノート」と称されるこの類のノートは、近年、流行したが、ノートに関心をもち入手したからといって、それで延命医療を含む人生の最終段階における医療についてのコミュニケーションが促進され、ノートに記載されるわけではないのである。しかもそれが、この種のことに関心をもち自主的に研究に参加しノートを入手した人たちにおいて示されたという事実は重いといえる。

この研究では、高齢者がエンディングノートのなかで書きやすいと感じて書き進めるのは、遺産の処分や葬儀や墓に関することだということが示された。これらについてはイメージしやすく言語化も容易であるという。

しかし、病み衰えた将来の自分の姿について想像し、最終段階における医療・ケアについて自分で考えて希望を書き記すことは難易度が高いのである。

この報告書は患者の意思の言語化と伝達の促進には、医療者の直接的な関わりと促しが不可欠と結論している。この研究知見は次節のアドバンス・ケア・プランニングの必要性を示しているといえる。

†制度化への懸念

障碍者運動の活動家や生命倫理学や社会学の研究者らがいうように、患者の自律を保障するはずの事前指示の制度化・法制化によって、「最期をコントロールする権利」が「最期をコントロールする義務」へ逆転してしまう恐れも指摘されている。

例えば、神経難病等を抱えて生きる患者とその家族は、自分らしく生きる権利が保障されないうちに「死への自由」が制度化されることに危機感を募らせていると、立岩真也や川口有美子らは指摘する。「社会の負担にならないように、早く自分で始末をつけてくれ」と聞こえるのだという。

この危機感は、普段、心身の不自由なく生活している人たちにとっては心配過剰で的外れと映るかもしれない。しかし、日々の生活に家族や他者の助けを要する人たちが、「リビング・ウィルの法制化」なるものによって障碍を持った自らの生が圧迫され、生きる権利が侵害されるだろうと叫ぶとき、その声は軽視されてはならないと筆者は考える。なぜなら、家族や他者の負担となることや迷惑をかけることを可能な限り回避しようとする日本人の社会的傾向を考慮したとき、この逆転の懸念は心配過剰の亡霊とは言い切れないからである。

そうした文化的・社会的環境において、弱い立場にいる少数者が世間という多数派からの無言の圧力を感じるというとき、その声を上げさせている状況に思いを致し理解を深めようとすることが求められる。

このようなときに避けるべきことは、「社会的弱者の方々に圧力をかけるつもりなど微塵もありません。それは筋違いであり杞憂です」と議論を封殺することではない。こうした一蹴は不信感を深めるのみである。

必要なことは、少数者の声を聴き、自分らしく生きることを支援するための環境改善に力を尽くそうとすることだろう。そうした姿勢をもてば、少数者がもつ懸念の意味をよりよく理解することもできるだろう。

それに、現時点において自らは社会的弱者ではない場合でも、立場が変化する可能性は常にある。長い人生の物語りにおいて、自らの状態だけでなく、人生の物語りをともにつくる身近な人たちに変化が生じる可能性も常にある。こうしたことから、議論となっている事柄については複数の視点から深く考え、倫理的に適切なあり方はどのようなものかを問い続けることが求められる。

4 アドバンス・ケア・プランニングとは何か

すでに述べたように、英米圏ではリビング・ウィル等の事前指示の弱点が明らかになったこともあり、より進化したものとして、アドバンス・ケア・プランニング（ACP：advance care planning）の考え方が発展してきた。初期のころの論文は米国やカナダにおいて1990年代半ばに発表されている。

ACPという用語は、2018年以降、日本社会の医療・ケア従事者のなかで急速に広がった。それは厚労省が2018年に「人生の最終段階における医療・ケアの決定プロセスに関するガイドライン」のなかでACPの推進を打ち出したことが一因とみられる。

ちなみに、このガイドラインの最初の版は2007年に発表された「終末期医療の決定プロセスに関するガイドライン」である。このガイドラインは2015年に最初の改定をみて、「終末期医療」という用語の代わりに「人生の最終段階における医療」という用語が導入された。その後、2018年に再改定されたのである。このガイドラインは国レベルで唯一の、人生の最終段階における医療とケアの意思決定に関するガイドラインであり、臨床倫理のガイドラインである。

厚労省は、日本社会におけるACPの浸透を意図してなじみやすい愛称を公募し、2018年11月に約1070通の応募のなかから「人生会議」を選定した。同時に、11月30日を「いいみとり」の日とし、この日は家族ら皆で話し合うことを推奨することとした。

日本老年医学会も2018年当初に学会としてのACPの考え方を示す「提言」策定を開始し、筆者もこの策定作業に関わった。これは2019年6月に「ACP推進に関する提言」として発表された。そこで示されたACPの目標と定義を以下に示す。

ACPの目標は、「本人の意向に沿った、本人らしい人生の最終段階における医療・ケアを実現し、本人が最期まで尊厳をもって人生をまっとうすることができるよう支援すること」である。その定義は、「ACPは将来の医療・ケアについて、本人を人として尊重した意思決定の実現を支援するプロセスである」。そして、ACPの実践のために、本人と家族等と医療・ケアチームは対話を通し、本人の価値観・意向・人生の目標などを共有し、理解した上で、意思決定のために協働することが求められる。ACPの実践によって、本人が人生の最終段階に至り意思決定が困難となった場合も、本人の意思をくみ取り、本人が望む医療・ケアを受けることができるようにする。(日本老年医学会「ACP推進に関する提言」)

日本の医療者のなかにはより早期からACPについて何らかの取り組みを開始した人もおり、すでに参考書も刊行されている。

また、ACPの和訳が試みられ、「事前ケア計画」という用語で紹介されることもある。しかしこの訳語には若干工夫を要すると思われる。それは、この訳語では、コミュニケーションのプロセスが重視されている点を訳出することができていないからである。「事前ケア計画」を逆に英訳するとわかりやすい。それはadvance care planとなるだろう。つまり、ACPの鍵となりプロセスを意味するplanningのingが訳出されていないのである。ちなみにこのplanningは文法的にいうと動名詞である。ACPのPはplanではなくplanningであるところがポイントなのである。

5　アドバンス・ケア・プランニングの効果

２０１４年3月に発表されたＡＣＰに関するシステマティック・レビューの論文によると、２０００年～２０１２年までに、プロセスをフォローしたＡＣＰの研究報告は世界中で20篇発表されているが、前向き研究はそのうちの6篇であり、無作為化比較対照試験はそのうちの4篇であった。

ＡＣＰの効果は各研究によって異なるが、ここでは最も効果が顕著にみられた研究について紹介する。それは、オーストラリアのメルボルンにある大学病院で行われた研究で、２０１０年に英国医師会雑誌（ＢＭＪ）という世界的に評価の高い医学雑誌で発表された。

筆頭著者の Karen Detering によると、この研究は同病院の内科、循環器科、呼吸器科の80歳以上の入院患者を対象とし半年間追跡した。対象患者のなかにはこの期間中に死亡した例も含まれる。80歳以上が研究対象とされたのは、同病院での死亡退院の半数以上が80歳以上だったためである。対象患者の選定にあたっては、年齢のほか、判断能力を有することと、英語を話すこと、家族がいることが条件とされた。この場合に英語を話すことが要件となるのは、ACPは患者・家族と医療者間のコミュニケーションのプロセスが焦点であるため、オーストラリアの病院において英語でコミュニケーションを取ることが必要とされたからである。

さて、この選択条件のなかの「家族がいること」という点も重要かつ興味深いポイントである。前述のように、英米圏では1970年代に米国で確立されたバイオエシックス(bioethics)の影響によって個人主義的な自己決定が主流と考えられがちであり、家族の意向を抜きにして自己決定することが標準的な姿、あるいはあるべき姿のようにいわれがちである。しかし実際には、高齢者医療において個人主義的自己決定は非現実的であり、もし家族抜きで意思決定してもそれが本当に本人のためになるかどうかは疑わしいということが臨床現場で経験されているためであると考えられる。

このような選択基準によって対象患者を約300名選び、無作為に2群に割り付け、ACPの対象である介入群の約150名には訓練を受けたファシリテーターによるACPを行い、対照群の約150名には同院での通常の対応を取った。訓練を受けたファシリテーターの職種は主には看護師であったという。

ACPファシリテーターは介入群の患者と、まず、患者本人の価値観や信念や思想・信条について会話した。次いで、本人と家族がそれらを踏まえて治療の目的をよく考えることが大切であると患者に話した。また、その点について本人・家族と会話し、さらに、本人と家族には互いによく相談するように促した。さらに、ACPファシリテーターは主治医に、本人と家族に対して診断と治療の選択肢と予後の情報を適切に伝えているかを確認し、また、本人と家族がそれらの情報を適切に理解しているかどうかを繰り返し確認するように主治医に促した。要するにACPファシリテーターは関係者間のコミュニケーションの促進役を果たしたのである。

この研究期間中に死亡したのは介入群と対照群ともに約30名、生存していたのは各群約120名だった。各群の死亡患者に関して、人生の最終段階における医療とケア（エンドオブライフ・ケア）について本人の意思が尊重されたか否かを遺族に質問したところ、介入群のほうが意思の尊重の程度が統計的に有意に高いことが示された。また、本人の死亡時から平均約100日後に遺族にインタビューしたところ、介入群ではうつや不安や心的外傷後ストレス障害（PTSD）の程度が統計的に有意に低いことも示された。

生存者についても、介入群では本人も家族も医療やケアに関する満足度が高いことが示された。この点は、患者の退院時のコメントをみると明白なので、いくつか挙げておく。

「医療スタッフは、私が何を考えているか、ということに、とても興味を持ってくれた」

「医療スタッフは私にどうしたいのか聞いて、私の話を聴いてくれた」

「とても具合が悪くなったときに、私がどうしたいのかなんて、以前は誰も聞いてくれなかった」

「エンドオブライフのことを話し合う機会を誰でも持つべき！」

「ここのスタッフはとても素晴らしい！　とてもケア的な態度で素晴らしい」

このように、患者は感謝し喜んでいる。何をそれほど喜んでいるのかというと、医療スタッフが患者の気持ちや考えに関心を持ち、話を聞いてくれたことを喜び、満足感を得ているのである。しかも、ACPファシリテーターが要した時間は患者一人平均60分であり、多大な時間を割いたわけではなかった。

これに対して、ACPが行われなかった対照群の患者が退院時に語ったことを記す。

「私に関して何が起こっているのか、知るのがとても難しかった」

「医師たちは私の話を全然聞いてなかった」

「医療スタッフはみんな私のことを私抜きで話し続けた。私に発言させてくれなかった。私のことはどうでもいいみたいだった、私のことなのに」
「医療スタッフの態度を見ていたら、私はやっかいな老人だと思われていると思った」
「医療スタッフは私ではなく私の家族とだけ話し続けた。私が高齢だから話しても理解できないと思ったようだ」

このように対照群の患者は大変不満な様子である。しかし、対照群の患者はことさら蔑ろにされていたわけではない。対照群では同病院での通常の医療とケアが行われたのであり、ACPが行われなかっただけである。

この研究報告で患者・家族と医療・ケアチーム間のコミュニケーションの重要性が改めて示されたといえる。Deteringらは、「コミュニケーションの焦点が、特定の治療法や介入よりも、治療の目標や患者の価値観や考え方・思想・信条に当てられていると、患者・家族はコミュニケーションのプロセスそのものに意義を見出す」と述べている。

これは非常に興味深い研究知見である。というのは、ACPはそもそも、将来、意思決定能力が失われた時や人生の最終段階における医療とケアの意思決定のためのものなのだが、医療者らとの対話によって、人生の最終段階ばかりでなく、日常の医療とケアの満足度も上昇することが無作為化比較対照の実証研究によって示されたといえるからである。この意味は大きいと思われる。

6 アドバンス・ケア・プランニングの実施への障壁

このように対話を重視するACPの効果が明らかであればどこでも実施すべきと考えられるが、ACPの実施に際してはいくつかの障壁があることも報告されている。

Deteringらはまず、ACPの実施には、時間と能力を有し患者とACPに関して話ができる訓練されたスタッフがACPファシリテーターとして必要となるが、その数が不足しており、その養成のためには時間と財源が必要であり、その確保のためには医療機関のやる気と方針が必要であると述べている。つまり、医療機関のトップが方針を立てて機関としてACPの推進をリードし、そのための財源も確保する必要があるということである。

また、ACPの実施を躊躇する医師が少なくないことに関して、2013年にMullickらがBMJで発表した解説論文では、まず、時間的制約がその理由として挙げられている。日本ばかりでなく海外でも医師は多忙なのである。

また、時間の制約とは異なる問題として、エンドオブライフに関する事柄について患者・家族と対話することを躊躇する医師が少なくないことも指摘されている。死と向き合うことや、生き終わり方に関して話すことをなるべく回避したいという医師の気持ちがACP実施への障壁になっているという。生命予後や生命の終わりに関する率直な話し合いによって、かえって患者を傷つけてしまうのではないかと恐れる医師が少なくないのだという。

そこで、ACPを始めることを躊躇する医療者に対して、Mullickらは以下のような何気ない一言から会話を始めることを提案している。


「このごろ調子はいかがですか？　どのように対応なさっていますか？」

「先々のことを考えたり計画したりしようかなと思っておられますか？」

「将来のことで、どのようなことが心配ですか？」

「将来、意思疎通困難になった場合に、どういう医療なら受けたいとか、受けたくないとか、お考えになったことはありますか？」

「今の自分の生活の質（QOL）について、どう思われますか？」


このようなオープン・エンドな質問から、日常会話のように話をしていくことができるという。

もっとも、すでに日常的に患者・家族と対話している医療者ならば、ACPの対話を開始することに心理的な障壁を感じることはないと思われる。というよりも、日常的にこのようなことを患者・家族と対話してきた医療者にとっては、わざわざACPという外来語を用いて目新しそうなことを導入するまでもない。

在宅医の太田秀樹は、「僕のACPは雑談ベイスト・メディスン（雑談にもとづく医療）」、と述べているように、これまで通りの対話をこれからも継続すればよいといえるだろう。


一方、医療者側にACPへの心理的障壁がみられるとともに、患者側にもACPへの心理的障壁がみられる場合もあるので留意が必要である。やがて身体の状態が悪化することに関して話をすることを躊躇したり嫌悪感をもったりする患者や家族もいる。唐突さや性急さを感じさせない進め方が求められる。

また、こうした話を「縁起でもない」こととして避けようとする文化的慣習もACPの障壁となる場合がある。こうした感覚は日本人だけではなく、英米では特に中国系住民でしばしばみられるという。「言霊」に内在する力を信じ、「口に出したことは現実化する」という伝統的な考え方を有する人々にとっては、病態の悪化や生き終わり方に関する話し合いは文化的に障壁が高いといえるので、コミュニケーションには工夫を要する。

7　医療・ケアの専門職に求められている姿勢

ＡＣＰを推進している英国内科医学会は、本人の意思を尊重し本人からみて良い医療とケアを行うために、患者本人の意向を書式のチェックボックスにチェックするだけで済まさないよう会員医師に対して推奨している。つまり、「最期の段階で呼吸不全になったら人工呼吸器を使用しますか？」などという質問について、「はい」か「いいえ」をチェックする書式に本人が署名したら出来上がりとする方法は適切ではないということである。なぜなら、大事なことは書面を作成することではなく本人と対話するプロセスによって本人の価値観・死生観に関する理解度を上げ、それを踏まえてさらに対話し、人生の最終段階における治療の目標を設定しそれを実現することだからだ。さらに、対話の内容は個別の医療行為や医的介入に特化したものではなく、患者の考え方や価値観にもとづいたものになるようにと推奨している。

こうした「はい」か「いいえ」のチェックそのものが決定的な意味を持たないことは、

医学的な問題とその治療に内在する不確実性を想起すると理解しやすいと思われる。心身機能がどのように低下していくのか、その状態を予測することは、医療者であっても困難なことが少なくない。

さらに、心身の機能がある程度低下した後は、その先を予測して事前に意思表示をしておくことはより困難になる。このような場合、特定の治療法に関する「はい」か「いいえ」の選択は、それのみでは意味を持ちにくい。

医療者は人生の最終段階の医療とケアに関する意思決定には不確実性が内在することを念頭に、対話を通して揺れ動く本人・家族の気持ちに寄り添う姿勢を示すことが求められる。本人・家族が評価するのは、そうした医療者の姿勢であり、そうした姿勢でこそ本人・家族側との信頼関係が醸成でき、適切な意思決定支援につながる。

看護学の石垣靖子は、医療とケアの専門職に対してしばしば次のように語りかける。「患者さんやご家族の気持ちがわかるなんて、そんなおこがましいことは言えません。ひと様のことはそんなに簡単にわかるわけがありません。わかると思うのではなく、わかろうと努力すること、患者さんやご家族の意思や事情を理解しようとして努力すること、それが大切なのです。それが患者さんやご家族を人として遇することにつながるのです」

できるだけ本人・家族を理解しようと努力すること、それは換言すれば、本人・家族をできるだけ人として尊重しようとすることである。その姿勢こそが信頼関係を深め、人生の集大成を支える意思決定を共同で行うことにつながるのではないだろうか。

8 ＡＣＰの役割を意思決定型の変遷から捉える

ＡＣＰの概念をよりよく把握するために、臨床上の意思決定型の歴史的変遷とＡＣＰの関連をみてみたい。そうすることによって、ＡＣＰが登場してきた背景と期待されている役割が明確にみえてくると思われる。以下、意思決定型とＡＣＰ等の事前の備えの関連を古い順から記す。（図表8）

①パターナリズムの時代

かつて父権主義（パターナリズム）的意思決定型が支配的だった時代には、ＡＣＰなどの事前の対策は不要だった。本人が意思疎通困難となった場合も医師が治療法を決定していたからである。

時代と社会環境の変化	時代の変遷 → 医療技術の進展 → ↓ 治療法などの選択肢の増加 → 価値観の多様化 情報開示・共有への要求 →		
臨床における意思決定型の変遷	父権主義 (paternalism)	患者の自己決定 (self-determination)	患者側と医療側の共同意思決定 (shared decision-making)
意思決定困難時に備えた事前の取り組み	不要	事前指示 (advance directives)	ACP (advance care planning)

出所）会田薫子「アドバンス・ケア・プランニング——人生の最終段階における医療とケアの意思決定支援」、Aging & Health, 長寿科学振興財団 2018 年秋号、18-21 頁一部改編

図表 8　意思決定型と事前の準備に関する取り組みの変遷

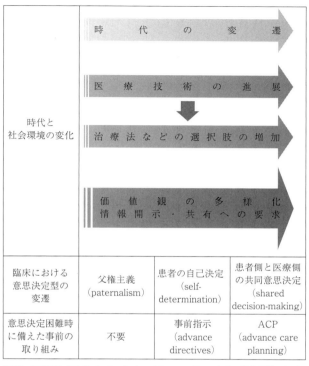

†②患者の自己決定の時代

1970年代の米国において、パターナリズムが支配的だった時代は終わりを告げた。パターナリズムへの対抗として患者の「自己決定権」が確立され、患者は自分で考えて意思決定することとなったのである。この意思決定型においては、医師の役割はおもに技術的なものに限定され、専門職としての知識と技術を患者に提供するのが職業上の義務であり、本人は自分の権利を行使して自己決定すべきとされた。

これによって、パターナリズムの時代に比べて本人の意思が尊重されるケースが増えた反面、自己決定すべき本人が意思疎通困難となった場合には、意思決定がなされないという問題が発生するようになった。特に、意思疎通困難な状態が長く続く遷延性意識障害の場合には問題が深刻化した。しかもこの時代には、医療技術の進展と普及のために、生命維持治療の選択肢が増えてきたこともあり、意思決定権者が意思を表明できない事態は、生命維持治療、つまり延命医療に関わる問題を一層複雑化した。

そこで、事前指示の仕組みが考案され、1976年に世界で初めて米国カリフォルニア州で州法のもと制度化された。事前指示は前述のように、将来、自分で意思決定できなくなった場合に備えて、自分に対しておこなわれる医療・ケアについて、あらかじめ意思を示しておくことである。受けたい医療・ケアや受けたくない医療・ケアについての意思を医療従事者に対して文書で示したリビング・ウィルと、自分の意思を代弁してくれる人を代理人として指名する文書の双方ないし片方から成る。この制度について、米国では各州がカリフォルニア州に追随し、さらに1990年には連邦法として「患者の自己決定法」が制定され、事前指示が政策として推進された。

しかし、法制化のうえ推進されたにもかかわらず、事前指示の仕組みには不足が多いと数多くの論文において指摘されたことは前述のとおりである。

③共同意思決定の時代

本人の「自己決定」が喧伝された時代を経て、現代は「本人側と医療者側の共同意思決定（SDM：shared decision-making）」の時代となった。医療者側からは医療とケアの情報を本人側に提供し、本人は自分自身の価値観や考え方や人生観、生活や人生に関わる情報を医療・ケアチームに伝え、その価値観に基づく治療法の選択肢の検討を医療・ケアチームと共同で行い、医療行為の目的設定も共同で行うことが推奨されている。

共同意思決定においては、医師の役割は専門職として知識と技術を提供するだけでなく、より広い意味で本人の助言者となることである。また、現代では医療側は医師だけではなく医療・ケアチームで対応することが標準的に求められているので、本人の助言者となることは医療・ケアチーム全体に期待されている。このような共同意思決定において重要なのは、本人側と医療者側で相互理解を深めるためによりよくコミュニケーションをとることである。

そしてこの時代に、本人が人生の最終段階において意思決定困難となった場合に備えて推奨されているのがACPなのである。ACPは事前指示の不足を補って発展してきたのである。

ACPでは本人と家族らが情報を共有し、それを医療・ケアチームとも共有するプロセスを大切にすることが求められている。本人の意思を「点」ではなく、「線」でフォローし、家族らの理解も「線」で得ようとする取り組みである。

なお、第5章で述べた、清水哲郎の《情報共有=合意モデル》は前述の西洋諸国における展開とは独立に日本で開発された共同意思決定の型であり、この方法によって本人側と話し合うプロセスをもつことがやがてACPの実践につながるといえる。

第7章 フレイルの知見を臨床に活かす

1 高齢者医療の落とし穴

高齢者に対して医学的そして倫理的に適切に医療とケアを提供するためには、そして適切にACPのプロセスを進めるためには、どのようなことに留意する必要があるだろうか。具体的に考えるために次に事例を挙げる。

A氏は82歳男性である。軽度の認知症と軽度のうっ血性心不全および腎機能低下がみられた。妻と二人暮らし。杖を使用し一人で歩行可能で、日常生活動作（ADL：

activities of daily living）は自立しており、介護は不要だった。この1年間、歩行中に転んだことはなかった。歩くと多少の息切れはしたが、外出が好きだった。妻と二人で子や孫に会いに行くのが一番の楽しみという日常を送っていた。

ある日、定期健康診断で胸部X線検査を受けたところ、初期の肺がんが発見された。医師は「標準治療は手術ですよ。がんは切除してしまうのが一番」と説明した。それを聞いたA氏は妻と子どもたちに相談し、みなが賛成したので、手術を受けることにした。

手術そのものは成功し肺がんは切除された。しかし、術後にせん妄と認知症の周辺症状（BPSD）が出現し、軽快しなかった。そのため自宅退院できず、療養病院に転院することになった。認知症は急速に進行し歩行もおぼつかなくなり、ベッド上で過ごす日々となった。

これは世界的に著名な医療倫理の学術誌であるJournal of Medical Ethicsに掲載された英国の事例である。この学術誌は英国医師会雑誌の医療倫理学領域の専門雑誌である。この事例ではA氏の肺がんは確かに切除された。手術の術式としては成功したと報告された。しかし、手術の結果、A氏の生活の質（QOL：Quality of Life）は大きく低下してしまった。この手術は治療として成功したといえるのだろうか。
この事例のように、高齢患者においてある疾患を治療することが思わぬ結果に至ること
は少なくない。若年や壮年の患者とは異なるこうした問題が起こるのはなぜなのだろうか。

2　フレイルとは何か

こうした問題が起こるのは本人がフレイルな場合がほとんどであるといわれている。フレイルは疾患ではなく、加齢による心身機能と生理的予備能の低下であり、さまざまな健康障害につながりうる心身の脆弱な状態である。

なぜこのような状態に陥るのか。米国老年医学会と米国立加齢研究所は、フレイルの生理学的メカニズムについて、「酸化ストレス、ミトコンドリア異常、テロメアの短縮やDNAの損傷、細胞の老化などの分子生物学的レベルにおける異常が、炎症や神経内分泌性機能不全の原因となり、あるいは、これらの分子生物学的レベルの異常が炎症性疾患と関連し、食欲不振、筋肉減弱、骨量減少の原因となり、免疫機能、認知機能、糖代謝などに影響を及ぼし、臨床的には緩慢な動作、筋力低下、体重減少、活動性低下、疲労感となっ

て現れる」と説明している。

医学的なフレイルの特徴について同学会と研究所は、「安定性を脅かす出来事の後に身体の恒常性（ホメオスタシス）を維持・快復する能力が減退するとともに、ストレッサーに対する過度の脆弱性（vulnerability）を通じて経時的に明白になる」と表現している。何らかの安定性を脅かす出来事が契機となって要介護状態になり、在宅生活が困難となって施設入所したりすることが知られている。また、死亡リスクも高くなることも知られている。

フレイルは英語圏で形成された概念であり、frailty と呼ばれている。今世紀に入ってから次第に知られるようになった。現在、老年学分野で最も注目されている概念であり、世界中でさかんに研究が進められている。

フレイルは、従来、年齢で判断されがちであった老年に特徴的な諸問題に関して、年齢とは独立した予測因子となることが次第に明らかにされ、注目されている。つまりフレイルは、高齢者が心身に何らかの問題を抱えた場合に、「もう年だから」と年齢を理由に判断されがちであったことに関して、年齢に拠らない科学的な判断を可能にする。

このようにフレイルの臨床的重要性と有用性が次第に明らかになってきたため、老年学の専門家ばかりでなく一般市民にもなじみやすい用語で情報提供すべきということで、日本老年医学会はワーキング・グループ（座長：国立長寿医療研究センター理事長 荒井秀典）を立ち上げ、２０１４年、frailty の日本での用語を「フレイル」とすると発表した。同学会はこの用語を用いて、幅広い層への教育・啓発を行っている。フレイルはかつて日本の老年学研究者の間で「虚弱」と称されていた概念と同じものである。

フレイルの要因には身体的なもののほかに精神的な要因と心理社会的な要因もあるといわれている。精神的要因はおもに老人性うつや軽度認知障害（ＭＣＩ）、アルツハイマー病を含む認知症の原因疾患などに関わる。心理社会的要因としては退職後に社会的なつながりが次第に弱くなり孤立化することや、経済的な基盤が弱体化することが大きな問題となる。この点については、男性では女性よりも問題が起こりやすく、特に、高齢になってから妻に先立たれると、それが心理的な打撃になるとともに社会的なつながりを弱めることにもなり、心身に影響を受けやすくなることが知られている。

フレイルに関する日本老年医学会のステートメントによると、「フレイルとは高齢期に生理的予備能が低下することでストレスに対する脆弱性が亢進し、生活機能障害、要介護状態、死亡などの転帰に陥りやすい状態で、筋力の低下により動作の俊敏性が失われて転倒しやすくなるような身体的問題のみならず、認知機能障害やうつなどの精神・心理的問題、独居や経済的困窮などの社会的問題を含む概念」である。

この場合のストレスは日本語で一般的にいうストレスよりも広義であり、ストレッサーというべきものである。ストレッサーはストレスの要因となるものという意味であり、本人の心身に負担となるあらゆるものがストレッサーとなる。ストレッサーには物理的、化学的、精神的、社会的なものがある。

これらのストレッサーは日常生活のなかにもある。例えば、高齢になると自宅内のわずかな段差でも転びやすくなるが、転ぶことも物理的なストレッサーとなり、フレイルな高齢者は転ぶと骨折しやすくなる。骨折を含め外傷や疾患そのものも物理的なストレッサーになる。

そして注意を要するのは、その治療のための医療行為もストレッサーになりうるということである。なぜならば、医療行為には程度の差はあっても侵襲性があるため本人の負担となり、ストレスの要因となるからである。侵襲性が高い医療行為ほど重大なストレッサーとなりうる。

例えば、A氏の例でみたように、手術は物理的ストレッサーになる。手術の規模が大きければ大きいほど重大なストレッサーになる。薬はどうだろうか。薬は化学的ストレッサーになる。重篤な副作用を伴う薬剤は重大な化学的ストレッサーになる恐れがある。検査はどうだろうか。検査にも侵襲性を伴うものが多い。本人に負担となる検査ほど、物理的あるいは化学的ストレッサーとして深刻な結果をもたらす恐れがある。

ということは、フレイルな高齢者の治療や検査は若年者や壮年者と同様に行えばよいというものではないということである。このようなことがわかってくると、フレイルの知見は高齢者に対する検査や医療行為の適否の判断に必須であることが理解できる。この点はさらに後述する。

フレイルの有無と程度に関しては個人差が大きいため、何歳からそれが顕著になると一概にはいえない。フレイルに関する近年の論文21篇を分析した総説論文では、各研究によってフレイルの発現頻度は65歳以上の人口で4％〜60％と大きく異なっているが、加齢によって増加し80歳以上で顕著になると報告されている。また、フレイルは性差が明らかで、男性よりも女性に多いとされている。

長い人生の先の最終段階が幸せであるように高齢者を支え、少なくとも医療行為によって高齢者の心身の健康をかえって損なわないことは、高齢者本人にとって重要であるだけでなく、支え手である医療・ケアスタッフと家族らにとっても大切なことであり、社会全体にとっても重要課題である。

その意味で高齢者の心身の加齢変性に関する理解を深めることは重要である。本章では、長命社会を長寿社会に変えるために必要な、人生の最終段階における医療とケアの改善を、フレイルという概念を参照して検討する。老年の重要課題を科学的そして倫理的に適切に考えるために、おさえるべき医科学的な進展として、フレイルの知見の重要度は高まるばかりである。

3 身体的フレイル

†国際フレイル・コンセンサス会議と身体的フレイルの定義

先進諸国でフレイルの研究が進められてきたが、概念の理解と定義が未統一だったため、世界の知見をすりあわせ、フレイルの定義や診断基準、要因と対策等に関して合意を得るべく、2012年12月、国際的な合意形成会議であるフレイル・コンセンサス会議が開かれた。同国際会議には老年医学を含め老年学や栄養学に関する主要な国際学会と欧米の関連学会の合計6団体の代表者らとフレイルの分野で世界的に著名な専門家らが参加した。

しかし、同会議の報告書はフレイルについて、「身体的または心理的あるいはその統合型であり、時間の経過に伴い悪化するが、一部改善もありうる動的な状態」とするだけで、定義としては今後の研究成果を踏まえてさらに検討するとした。つまり、この段階ではフレイルの世界標準の定義は確立されなかったのである。身体的フレイルに焦点を当てるべきという主張と、心理社会的フレイルも重視すべきという主張の間に隔たりがあったという。

このように、フレイル・コンセンサス会議ではフレイルの統一定義を採択するには到らなかったが、個人の心身の健康に影響する生活環境までも含めた包括的な状態である広義のフレイルと、医学的な症候群である身体的フレイルを区別すべきということについては合意が得られた。前述の日本老年医学会のフレイルの定義は広義の定義の試みと考えられる。

フレイル全体の定義は世界標準化に到っていないが、同コンセンサス会議において、フレイルの重要な要素である身体的フレイルの特徴については会議の参加者間でおおよその合意がみられ、以下のように定義された。

「身体的フレイルは複数の要因による医学的な症候群であり、体力や耐久力の衰えと生理機能の低下によって個人の脆弱性が増し、要介護状態になりやすくなったり、死亡のリスクが高まったりすることを特徴とする」

†身体的フレイルがもたらす状態

身体的フレイルは加齢によって筋肉量や骨量が低下し、歩行速度が遅くなったり、握力が低下したり、転倒・骨折しやすくなったり、また、身体的機能や生理的予備能が低下しているためさまざまな身体的問題が起こりやすくなっている状態である。前述のように、疾患や外傷が契機となってフレイルになることもある。身体的フレイルになるとささいなこともストレッサーとなり、それが機能障害の要因となり、要介護状態になったり死亡したりするリスクが高くなる。

筋肉の衰えはサルコペニア（sarcopenia）と呼ばれている。この用語の語源はギリシャ語でサルコは肉を意味し、ペニアは減少症を意味する。サルコペニアは進行性の全身の筋肉量と筋力の低下である。全身の筋肉量が減少すると全身の運動機能が低下する。もっともわかりやすい現象として歩行速度や握力の低下がみられる。

筋肉と骨および軟骨などの運動器の問題によって移動能力が病的に低下することは運動器症候群（ロコモティブ・シンドローム）と呼ばれており、運動器症候群は身体的フレイルの重要な一面であると考えられている。

筋肉と骨の衰えは体重に影響し、フレイルになると体重が減少する。また、低栄養状態にある高齢者は少なくなく、これも体重減少の原因となる。

免疫力の低下によって感染症にかかりやすくなることもフレイルの特徴のひとつである。合併症も多発する。合併症には、①現疾患の進行に伴い発生する症状と、②検査や治療に伴う障害の2種類があり、フレイルな高齢者ではいずれも多発する。さらに症状の急変の可能性が高くなることや、術後の死亡リスクが高まることもフレイルの特徴である。

フレイルな高齢者では薬剤の使用にも注意を要する。それは、肝機能が低下していることにより薬剤の分解機能が低下し、腎機能が低下していることにより老廃物の排泄機能が低下するためである。

日本では高齢患者に対して数多くの処方薬が併用される多剤併用（ポリファーマシー）が常態化してきたが、日本老年医学会は２０１３年に発表した「高齢者に対する適切な医療提供の指針」（研究代表：東京大学老年病学分野教授 秋下雅弘）において、薬物動態や薬力学の加齢変化について理解を深めるよう医師を啓発し、「多剤併用（特に6剤以上）に伴って予期せぬ相互作用や薬物有害事象の危険性は高くなるため、可能な限り多剤併用は避けること。代替手段が存在する限り薬物療法は避け、まず非薬物療法を試みるべきである」としている。6剤以上は可能な限り避けるべきだが、5剤までであれば安全かというと、そうではない。5剤併用の場合は4剤併用までの場合よりも転倒が増えることも報告されている。転倒すると骨折が多くなり、骨折すると寝たきりになることも多い。

また、フレイルな高齢者は脱水を起こしやすいことも知られている。脱水症状のために血栓を生じやすく、それが心血管疾患や脳血管疾患の原因となることもある。

その他、フレイルな高齢者では免疫力や快復力や適応力が低下しているためにさまざまな問題が起こりやすくなる。そして全身の生理機能と身体機能が低下しているため、いったん何らかの心身の問題が発生すると快復が遅くなり、死亡リスクが高くなる。そして上述の諸問題が相互に関連し、さらに脆弱性が増すのがフレイルの特徴である。

4　木の枝よりも森全体をみるべき

このようにフレイルは高齢者医療とケアにとって大変重要な概念なのだが、臨床医がその重要性を認識するまでにはある程度の時間を要した。その理由について、米国老年医学会と米国立加齢研究所は合同会議で、「医師は特定の疾患や臓器に着目するよう教育・訓練されているのに対し、フレイルは特定の疾患の主訴の原因となるものではないからである」と分析している。

医師らは、当初、フレイルは介護に関する問題であり医療の問題ではないと考えていたという。しかし現在では、ある疾患の治療法が別の疾患の症状を悪化させることもあるということが知られるようになり、フレイルな高齢者においては医学的問題が発生している個々の臓器や器官に注目するのではなく、身体全体への目配りの必要性が指摘されるようになってきた。つまり、医学的問題が発生している臓器を枝とすると、その枝だけに注目するのではなく、それがどの程度老化した身体という森に入っているのかをみなければならないということである。

この点について、フレイルの問題に詳しい医師は以下のように述べている。

高齢者を診ていると、ガイドラインに従って管理されているのに、かえって調子が崩れてしまう患者さんにしばしば遭遇し、困惑することがあります。例えば、血圧の管理は理想的になったのに、転倒を繰り返すようになった、とか、血糖の管理は改善しているのにむしろ元気がなくなってきた、などというケースです。高齢者診療が若年・壮年者と異なっていることを強く実感する場面ですが、このような違いが出てくるのはなぜなのでしょうか？

こうした高齢者はフレイルであることがほとんどです。これは海外でも指摘されており、歩行に問題がある高齢者ではむしろ血圧の管理をするほうが予後が悪い、という報告さえあるのです。フレイルな高齢者では、体内の内的環境を維持する恒常性維持機能が低下しているため、その治療や管理のあり方は慎重である必要があります。医師は安易に薬という手段で対処しがちですが、ストレスに弱いフレイルな高齢者の特徴を踏まえると、薬剤を用いない治療、用いても匙加減が重要です。

（国立長寿医療研究センター　佐竹昭介）

これはまさに、冒頭のA氏への医療の核心に関わる問題意識であろう。高齢者の健康問題にかかわる専門職にはこのような認識が求められる。

5　フレイルのスクリーニング法

身体的フレイルの臨床上の重要性が認識されるにつれて、身体的フレイルか否かをスクリーニングすることの重要性も認識され、そのためのツールも開発された。いくつか紹介する。

まず、前述の国際会議で身体的フレイルか否かの判断に関する最も簡単な指標として挙げられたのは、「フレイル・スクリーニング用の簡単質問紙」（The Simple "FRAIL" Questionnaire Screening Tool）（図表9）である。この質問紙は高齢者本人に対して使用し、5項目中3項目以上該当すればフレイルと判断する。2項目までならばプレ・フレイル（前

＊3項目以上該当すればフレイル。1項目あるいは2項目ならプレ・フレイル（前フレイル）

・Fatigue（疲労感）：疲労感がありますか？
・Resistance（耐久性）：階段を1階分昇ることができますか？
・Aerobic（有酸素運動）：通りの次の角まで歩くことはできますか？（＊）
・Illnesses（疾患）：5つ以上の疾患を有していますか？
・Loss of weight（体重減少）：この半年間で体重が5% 以上減少しましたか？

The Simple "FRAIL" Questionnaire Screening Tool　会田薫子訳。
欧米の多数の研究者の知見を総合して作成されたツール。

出所）Morley J. E., Vellas B, van Kan G. A., et al., Frailty consensus: A call to action. J Am Med Dir Assoc. 2013; 14（6）392-397.
＊英語の原文の質問は「一街区（one block）歩くことはできますか？」である。これは文化に相対的な質問であり日本の文化に合わせた翻訳は困難なので、試みに「通りの次の角まで」とした。

図表9　フレイル・スクリーニング用の簡単質問紙

フレイル、つまりフレイルになる前の状態）と判断する。

フレイルのスクリーニングについて世界でしばしば引用されてきたのは、米国の老年医学者Linda Friedらの研究である。この研究では「表現型」（phenotype）という用語を使い、フレイルの特徴的な臨床像として、①体重減少、②疲労感、③活動度の低下、④身体機能の低下（歩行速度の低下に特徴的に現れる）、⑤筋力の低下（握力の低下に特徴的に現れる）の5項目を挙げ、これらをフレイルの5つの表現型とした。そして、この5項目をフレイル判断の指標として、3項目以上に該当するとフレイル、2項目までならばプレ・フレイルと判断するとしている。

フレイル・コンセンサス会議ではこの改良版として、他の研究グループの知見も合わせて、CHSフレイル・スクリーニング・スケール（Cardiovascular Health Study Frailty Screening Scale）（図表10）をスクリーニング・ツールのひとつとして挙げている。

一方、日本では、厚生労働省が作成した「基本チェックリスト」（図表11）が2006年から介護予防事業で使用されている。基本チェックリストは、各自治体が要介護認定を受けていない65歳以上の地域住民を対象に、近い将来、要支援・要介護状態となる恐れがあるかどうかをスクリーニングし、その恐れありと判断された場合には介護予防事業への参加を促すために開発されたものである。基本チェックリストには「フレイル」という用語は使われていないが、コンセプトは同様であり、フレイルのスクリーニングとして使用可能というのが日本の老年学専門家の共通見解である。

基本チェックリストは25項目の自記式質問表で、手段的日常生活動作（IADL）、社会的生活評価、運動機能評価、栄養評価、口腔機能評価、認知機能評価、抑うつ評価で構成されており、フレイルの身体的側面だけでなく、精神的側面と心理社会的側面も含んでいる。

また、基本チェックリストは高齢者自身が記入可能なように、平易に記載されているところも利点であり、そもそも日本の状況に合わせて開発されているので、現場で使いやすい。

＊3項目以上該当すればフレイル。1項目あるいは2項目ならプレ・フレイル（前フレイル）

1. 体重減少：ここ1年間で意図せず4.5 kg以上の体重が減少した場合、または、60歳時の体重の1割以上減少した場合。
2. 疲労感：ここ1カ月でこれまでになく疲れやすくなった・弱くなったという自己評価
3. 活動度の低下：身体的な活動の頻度の低下と活動時間の短縮。身体的な活動の例は、ウォーキング、体力を要する家事、屋外での体力を要する作業、ダンス、ボーリング、運動など。
4. 緩慢な動作（歩行速度の低下）：（高齢女性の場合）
   身長が159 cm未満の場合は7秒間の歩行距離が4メートル以内
   身長が159 cm以上の場合は6秒間の歩行距離が4メートル以内
5. 筋力の低下（握力の低下）：BMI（body mass index）によって異なる

Cardiovascular Health Study Frailty Screening Scale　会田薫子訳。Fried LPらの2001年の文献（Fried L. P., Tangen C. M., Walston J, et al. Cardiovascular Health Study Collaborative Research Group: Frailty in older adults: Evidence for a phenotype. J Gerontol A Biol Sci Med Sci. 2001; 56: M146-M156）の知見について、Bandeen-Roche Kら（Bandeen-Roche K, Xue Q, Ferrucci L, et al.: Phenotype of frailty: Characterization in the women's health and aging studies. J Gerontol A Biol Sci Med Sci. 2006; 61: 262-266）が高齢女性に関して確認して開発したものを参照して改編。

出所）Morley J. E., Vellas B, van Kan G. A., et al., Frailty consensus: A call to action. J Am Med Dir Assoc. 2013; 14（6）392-397.

図表10　CHSフレイル・スクリーニング・スケール

6　臨床フレイル・スケール——フレイルの段階を知る

前節のフレイル・スクリーニング法を使用して、フレイルか否かを判断し、フレイルであることが示された場合に、次に必要になるのはどの程度のフレイルか、その程度を判断することである。

この点については、前述のフレイル・コンセンサス会議で示された「臨床フレイル・スケール」（図表12）が参照可能である。スケールは尺度という意味である。

臨床フレイル・スケールは、①壮健、②健常、③健康管理しつつ元気な状態を維持、④脆弱、⑤軽度のフレイル、⑥中等度のフレイル、⑦重度のフレイル、⑧非常に重度のフレイル、⑨疾患の終末期という9段階で構成されているが、最高度のカテゴリーである⑨はフレイルとは直接的な関連はなく、がんなどの疾患の末期が該当する。

臨床フレイル・スケールをみると、身体的フレイルの進行と日常生活動作（ＡＤＬ）の低下は同一の概念なのではないかと思う読者もおられると思う。しかし、これらは異なる概念である。フレイルは加齢変性の指標であり、ＡＤＬは年齢に関係のない日常生活動作

区分	No	質問項目	回答		得点	
暮らしぶりその1	1	バスや電車で1人で外出していますか	0. はい	1. いいえ		
	2	日用品の買い物をしていますか	0. はい	1. いいえ		
	3	預貯金の出し入れをしていますか	0. はい	1. いいえ		
	4	友人の家を訪ねていますか	0. はい	1. いいえ		
	5	家族や友人の相談にのっていますか	0. はい	1. いいえ		
			No. 1〜5の合計			
運動器関係	6	階段を手すりや壁をつたわらずに昇っていますか	0. はい	1. いいえ		
	7	椅子に座った状態から何もつかまらずに立ち上がってますか	0. はい	1. いいえ		
	8	15分間位続けて歩いていますか	0. はい	1. いいえ		
	9	この1年間に転んだことがありますか	1. はい	0. いいえ		
	10	転倒に対する不安は大きいですか	1. はい	0. いいえ		
			No. 6〜10の合計			3点以上
栄養・口腔機能等の関係	11	6ヶ月間で2〜3kg以上の体重減少はありましたか	1. はい	0. いいえ		
	12	身長（　　cm）　体重（　　kg）　（＊BMI 18. 5未満なら該当） ＊BMI（＝体重(kg)÷身長(m)÷身長(m)）	1. はい	0. いいえ		
			No. 11〜12の合計			2点以上
	13	半年前に比べて堅いものが食べにくくなりましたか	1. はい	0. いいえ		
	14	お茶や汁物等でむせることがありますか	1. はい	0. いいえ		
	15	口の渇きが気になりますか	1. はい	0. いいえ		
			No. 13〜15の合計			2点以上
暮らしぶりその2	16	週に1回以上は外出していますか	0. はい	1. いいえ		
	17	昨年と比べて外出の回数が減っていますか	1. はい	0. いいえ		
	18	周りの人から「いつも同じ事を聞く」などの物忘れがあると言われますか	1. はい	0. いいえ		
	19	自分で電話番号を調べて、電話をかけることをしていますか	0. はい	1. いいえ		
	20	今日が何月何日かわからない時がありますか	1. はい	0. いいえ		
			No. 18〜20の合計			
			No. 1〜20までの合計			10点以上
こころ	21	（ここ2週間）毎日の生活に充実感がない	1. はい	0. いいえ		
	22	（ここ2週間）これまで楽しんでやれていたことが楽しめなくなった	1. はい	0. いいえ		
	23	（ここ2週間）以前は楽にできていたことが今ではおっくうに感じられる	1. はい	0. いいえ		
	24	（ここ2週間）自分が役に立つ人間だと思えない	1. はい	0. いいえ		
	25	（ここ2週間）わけもなく疲れたような感じがする	1. はい	0. いいえ		
			No. 21〜25の合計			

☆チェック方法
回答欄のはい、いいえの前にある数字（0または1）を得点欄に記入してください。

☆基本チェックリストの結果の見方
基本チェックリストの結果が、下記に該当する場合、市町村が提供する介護予防事業を利用できる可能性があります。お住まいの市町村や地域包括支援センターにご相談ください。

- ●項目6〜10の合計が3点以上
- ●項目11〜12の合計が2点
- ●項目13〜15の合計が2点以上
- ●項目1〜20の合計が10点以上

図表11　基本チェックリスト（厚生労働省作成）

の指標である。また、身体的フレイルは障がい（disability）とは異なることが同国際会議で確認されている。この点は紛らわしいので注意を要する。このことについて筆者は以下のように考えている。

例えば、80歳でADLに問題がなく自立生活を送っていた人が、突然の脳梗塞や脳出血などによって半身麻痺となった場合、脳血管疾患後遺症のために障碍をえてADLは大きく低下するが、少なくともそのときはフレイルではない。ただ、高齢者の場合は脳血管疾患がストレッサーとなってフレイルを惹起する恐れはあるので、疾患を契機に急速にフレイルが進行する恐れはある。

フレイルの進行とADLの低下が同一の概念ではないことは、より若い年齢層を想定するとわかりやすい。例えば、20歳の男性が高速道路をバイクで走行中に事故に遭ったとする。彼は生命は取り留めたが脊髄損傷によって四肢麻痺となった。この場合、重度の障碍によってADLは大きく低下し寝たきりとなるが、フレイルになったわけではない。

このように、フレイルとADLは異なる概念であり、フレイルの進行とADLの低下は同一ではないが、高齢者においては加齢によってフレイルが徐々に進行し、それに伴ってADLが徐々に低下することは一般的であり、また、疾患や外傷がフレイルを惹起し、かつ進行させるので、臨床像は重複することが多い。

1	**壮健（very fit）** 頑強で活動的であり、精力的で意欲的。一般に定期的に運動し、同世代のなかでは最も健康状態がよい。
2	**健常（well）** 疾患の活動的な症状を有してはいないが、上記のカテゴリ 1 に比べれば頑強ではない。運動の習慣を有している場合もあり、機会があればかなり活発に運動する場合も少なくない。
3	**健康管理しつつ元気な状態を維持（managing well）** 医学的な問題はよく管理されているが、運動は習慣的なウォーキング程度で、それ以上の運動はあまりしない。
4	**脆弱（vulnerable）** 日常生活においては支援を要しないが、症状によって活動が制限されることがある。「動作が遅くなった」とか「日中に疲れやすい」などと訴えることが多い。
5	**軽度のフレイル（mildly frail）** より明らかに動作が緩慢になり、IADL のうち難易度の高い動作（金銭管理、交通機関の利用、負担の重い家事、服薬管理）に支援を要する。典型的には、次第に買い物、単独での外出、食事の準備や家事にも支援を要するようになる。
6	**中等度のフレイル（moderately frail）** 屋外での活動全般および家事において支援を要する。階段の昇降が困難になり、入浴に介助を要する。更衣に関して見守り程度の支援を要する場合もある。
7	**重度のフレイル（severely frail）** 身体面であれ認知面であれ、生活全般において介助を要する。しかし、身体状態は安定していて、（半年以内の）死亡リスクは高くない。
8	**非常に重度のフレイル（very severely frail）** 全介助であり、死期が近づいている。典型的には、軽度の疾患でも回復しない。
9	**疾患の終末期（terminally ill）** 死期が近づいている。生命予後は半年未満だが、それ以外では明らかにフレイルとはいえない。

出所：Morley J. E., Vellas B, van Kan G. A., et al.: Frailty consensus: A call to action. J Am Med Dir Assoc. 2013; 14（6）392-397.
会田薫子訳。（初出：「臨床に役立つ Q&A　超高齢社会のエンドオブライフ・ケアの動向―フレイルとエンドオブライフ・ケア」、Geriatric Medicine. 2015; 53（1）, 73-76.）
＊このスケールは、Rockwood K らの研究報告を改編したものである。
（Rockwood K, et al: A global clinical measure of fitness and frailty in elderly people. CMAJ　2005; 173: 489-495.）

図表 12　臨床フレイル・スケール（Clinical Frailty Scale）

7 介護予防におけるフレイルの有用性

フレイルのスクリーニング法によってプレ・フレイル（前フレイル）であることがわかれば、適切な対策を取ることによって身体的フレイルへの移行を遅らせることが可能である。また、すでに身体的フレイルであることがわかった場合も、適切な対策によって身体的フレイルの進行を遅らせたり一部快復させたりすることが可能な場合がある。

そうすることは介護予防や健康寿命の延伸につながり、高齢者本人のQOLの維持・向上に役立つのみならず、高齢者ケアに要する社会資源の節約上も有用であると国際的に共通理解されている。

そこでフレイル・コンセンサス会議では、可能な限り早期に身体的フレイルを発見するために、70歳以上全員と慢性疾患のために体重が5％以上減少した人を対象とするスクリーニングの実施を推奨している。

同会議では身体的フレイルの予防法や改善法として、まず栄養面での改善を指摘している。低栄養状態を改善するための適切なカロリー摂取と、筋肉量と骨量を減らさないためのたんぱく質とビタミンDの摂取は特に重要とされている。同時に、食べ物を適切に咀嚼するための歯の健康維持も大切である。虫歯や歯周病の治療を受けることだけでなく、本人に合った適切な義歯を用いることなどによる口腔の健康維持については、歯科医と歯科衛生士らがオーラル・フレイル予防として取り組んでいる。オーラルとは口腔のことである。

また、ウォーキングなど本人の身体状態に合った適度な運動と、薬剤の併用数を減少させることも挙げられている。高齢者では薬物療法によって益よりも害がもたらされることが少なくない。多剤併用の弊害と可能な限り非薬物療法を用いるべきことについては前述のとおりである。

また、社会的なつながりを維持し、孤立を避けることも同様に重要である。地域社会で役割を持ったり、友人・知人と交流し外出の機会を活かし会話することがフレイル対策になることが研究で示されている。

8 がん治療におけるフレイルの意味

国内外においてフレイルの臨床上の指標としての有用性は、まず介護予防と健康寿命の延伸にあるとされている。前述の国際コンセンサス会議でも、高齢者のＱＯＬの向上とケアに関する社会的なコストの削減のため、まだフレイルになっていない高齢者がフレイルになることを予防することの重要性が強調された。

しかし同国際会議では同時に、すでにフレイルになった高齢者はストレッサーに脆弱な状態なので、侵襲性の高い医療行為を提供することによってかえって害を及ぼすことのないよう留意すべきと指摘している。この点では特に、放射線療法、化学療法、手術、心臓関連の処置に注意するよう促している。

これらの要注意治療の多くは、がんの治療に関わっている。がん治療ではフレイルへの取り組みはどのようになっているのだろうか。超高齢社会はがん患者が多い社会でもある。超高齢者への適切ながん治療の検討は非常に重要性が高い。

現在行われている高齢者のがん治療では、フレイルではない高齢患者を対象として実施された臨床研究によって得られたデータを用いてフレイルな高齢患者の治療も行われている。つまり、フレイルな高齢がん患者にとって、治療は益ではなく害を及ぼす恐れがある。

国際老年腫瘍学会（ＳＩＯＧ）は、高齢者におけるがん治療では、年齢とパフォーマンス・ステータス（ＰＳ：performance status）以外にフレイルを評価することが重要だとしている。ＰＳは患者の日常生活の制限の程度を示す5段階の指標である（BOX 8 参照）。

国際老年腫瘍学会は、フレイルを包括的に捉えるために高齢者総合機能評価（CGA：comprehensive geriatric assessment）を実施するよう高齢者のがんを診る医療者に勧めている。

しかし、CGAでは日常生活の自立度や認知機能、抑うつの程度、栄養状態、家族の介護負担の程度などをそれぞれの尺度を用いて判断し、さらに社会的支援などの環境や服薬状況も評価する必要がある。つまり、煩瑣であり、多忙な日常診療の場面において実施するのは容易ではない。

そこで、世界では複数のがん治療研究グループが、より短時間でがん治療に活かすフレイルの尺度の開発を目指している。そのなかで、目下のところ評価が高いG8という8項目の質問で構成されている指標の概要を紹介する。

これはフランスの研究チームが開発した指標であり、最近3カ月間の食事量の減少程度、最近3カ月間の体重減少の程度、BMI（Body Mass Index、ボディマス指数）、歩行可能かどうか、認知症の有無と程度、多剤併用の状況、主観的健康観、年齢で構成されている。

BMIは肥満度を表す体格指数であり、体重（kg）÷身長（m）÷身長（m）で計算する。BMIの項目は3点満点で、19未満なら0点、19以上で21未満なら1点、21以上で23未満なら2点、23以上なら3点となる。例えば身長160cmの場合、体重が48kgならBMIは18・75で0点、体重が60kgならBMIは23・4で3点となる。

BOX 8 パフォーマンス・ステータス（PS：Performance Status）

0：まったく問題なく活動できる。発症前と同じく日常生活を制限なく行うことができる。
1：肉体的に激しい活動は制限されるが、歩行可能であり、軽作業や座って行う作業も可能である。例：軽い家事、事務作業
2：歩行可能で、自分の身のまわりのことはすべて可能だが、作業はできない。日中の50％以上はベッド外で過ごす。
3：限られた自分の身のまわりのことのみ可能。日中の50％以上をベッドか椅子で過ごす。
4：まったく動けない。自分の身のまわりのことはまったくできない。完全にベッドか椅子で過ごす。

＊PSは全身状態の指標の一つで、患者の日常生活の制限の程度を示す。
＊上記は、ECOG（米国の腫瘍学の団体のひとつ）が決めたPSの、日本臨床腫瘍研究グループ（JCOG）による和訳である。この規準は全身状態の指標であり、病気による局所症状で活動性が制限されている場合には、臨床的に判断することになっている。

出所）国立研究開発法人 国立がん研究センターがん対策情報センター

他にも食事量と体重の減少に関する質問がある。つまり、栄養状態と体重は重要な指標であり、痩せることおよび痩せていることは、高齢者にとってはフレイルのリスクを高める要因となるのである。

この指標では点数が低いほどがん治療には慎重な対応を要する。つまり、標準治療を受けることには危険が伴う。逆に点数が高いほど若い人と同様のがん治療を受けることへの問題が少なくなる。この種のツールは世界で複数開発されつつある。

日本でも国立がん研究センター系列の医師らが中心となって、日本臨床腫瘍研究グループ（JCOG）の

なかに高齢者研究小委員会を立ち上げ、①フレイルをがん治療の視点から検討すること、②がん治療に関してフレイルを評価する方法を検討すること、③フレイルな高齢者を対象とする臨床研究のための高齢者研究方針の策定などを目指している。

高齢者のがんの診療に関しては、今後、がんの医療者とともに老年医学の医療者がチームを組むことが望まれる。

G8を開発したフランスの医療チームは、G8は適切ながん治療のために有用だと主張しつつ、この指標に頼りすぎず、がんの専門医療者は老年医学の専門医療者と協働しながら高齢患者への適切な治療計画を立てるべきとしている。

がんの治療法には侵襲性が高く本人の心身に負担となるものが多い。一時、負担となっても、治療の甲斐がある生活と人生が期待できるのならば治療を受けることは医学的にも倫理的にも適切な選択肢となりうるだろう。しかし、治療のためにかえって状態が悪化してQOLが低下し、本人らしく生きられない人生の最終段階につながるならば、それは治療とは名ばかりで本人に苦行を強いるものになるといえるだろう。本章の冒頭のA氏のような事態の発生をできるだけ防ぐため、早期の対策が望まれる。

9 緩和ケアとエンドオブライフ・ケアの判断にも

前述のがん治療ばかりでなく、治療や投薬が高齢患者にかえって害を及ぼすことにならないように、フレイルの有無と程度の判別は非常に重要である。

世界のフレイル研究においては、緩和ケアとエンドオブライフ・ケアにおけるフレイルの有用性についても言及されている。エンドオブライフ・ケアは、人生の最終段階のケアという意味である。

英国で公的医療保険制度を運営するＮＨＳ（National Health Service）は、２０１４年に「フレイルな高齢者への安全で共感的なケアに関する医療者向けガイダンス」を発表し、そのなかで、「フレイルが進行した高齢者に対しては、今後の展開を予測しつつケア・プランを立てていくこととエンドオブライフ・ケアを検討することが適切といえる」としている。

緩和ケアを開始する指標としてフレイルを活用すべきという報告もある。緩和ケアというと末期医療を連想する人もいるがそれは古い考え方であり、現在のＷＨＯの定義では、緩和ケアは疾患の段階にかかわらず苦痛を除去・緩和しＱＯＬの維持・向上を目指すものとされている。

さらに、フレイルは進行性なので、重度のフレイルになったら、病院でも介護施設でも在宅の場でも、療養場所を問わずエンドオブライフ・ケアを行い、QOLの最適化と症状緩和に焦点を当てるべきと指摘する研究報告もある。

10 重度のフレイルと心肺蘇生法

侵襲性の高い治療とは、患者にとって負担の重い治療ということである。そのような例として心肺蘇生法（CPR：cardiopulmonary resuscitation）について述べる。

身体的フレイルが進行し、身体全体にわたって生理的予備能が低下している高齢者に対して若年者と同様に侵襲性の高い医療を行うことについて、筆者は以前から問題を認識し、特に心肺蘇生法は次のような場合は有害無益と指摘してきた。

日本ではフレイルが重度に進行した高齢者が介護施設や自宅において心肺停止（CPA：cardiopulmonary arrest）状態で発見された場合、救急搬送されることが多い。しかし、その転帰は不良であり、救急医と救急隊側に不全感をもたらしていることが近年の日本救急医学会学術集会等で多数報告されている。

心肺蘇生法は①口対口人工呼吸、②AEDによる電気ショック、③胸骨圧迫の3点で構成されている。胸骨圧迫では、重ねた両手で患者の胸が5cm程度沈むくらい強度な圧迫を1分間に120回程度繰り返して心拍の再開を目指す。胸骨圧迫の合言葉は「強く、速く、絶え間なく」である。これを重度フレイルの高齢者に行うと、どうなるだろうか？　胸骨も肋骨も折れてしまうのである。

胸骨圧迫は別名、心臓マッサージとも呼ばれているが、「マッサージ」という名称が一般市民に誤ったイメージを与える原因にもなっている。胸骨圧迫で行うことは通常のマッサージとは大いに異なり、非常に大きな力をかけて押すことなのである。

筆者が重度フレイルの高齢者に対する心肺蘇生法について救急医療のフィールドワークを行った際、救急医らは次のように語った。

「ずんずん心臓マッサージをしたり、気管挿管したりということ、患者さんがかわいそうになることがありますね」（40代、女性医師）

「こんな30kgくらいしかないちっちゃなおばあちゃんに、心肺蘇生をいっぱいやってきてっていうのが繰り返される中で、患者さん本人にどんな意味があるのかって考えますよ」
（30代、男性医師）

患者を骨折させても快復可能性があるのならば心肺蘇生法は必要である。しかし、重度フレイルの高齢者への心肺蘇生法の結果は不良なのである。この点について、日本医科大学武蔵小杉病院救命救急センターの遠藤広史医師らは同センターに搬送された心肺停止患者について日本救急医学会学術集会で報告した。

それによると、ＡＤＬが重度に低下していた86名（平均年齢84・1歳）に対するＣＰＲの結果を分析したところ、「86名中85名（目撃なし）は同センターで死亡し、1名（要介護度4、目撃あり）は2カ月後に重度植物状態で転院」した。このような報告は同学術集会で毎年多数みられる。

「目撃」の有無とは心肺停止したときにそれを誰かが見ていたか否かを意味する。「目撃がある」心肺停止であればすぐに救急車が呼ばれるだろうし、救急車の到着までの間、そばにいる人が胸骨圧迫する場合もあるだろう。つまり、蘇生可能性が高くなる。

しかし、「目撃がない」心肺停止の場合は、誰かが気づいたときにはすでに心肺停止状態だったということであり、それから救急車が呼ばれても到着までには時間が経過しているということである。

しかし、119番され救急隊が到着したら、救急隊は懸命に心肺蘇生法を行いながら救命センターや救急病院へ患者を搬送する。救命センターでは救急隊から患者を受け取った医師が懸命に心肺蘇生法を継続する。しかし、その結果起こることは患者の骨折であり、患者の快復ではない。

筆者の調査では、救急医の多くは高齢で重度要介護の心肺停止患者への対応に関し、治療の無益性と治療目的の欠如を感じながら、自分たちの時間とエネルギー及び救急車や救命センター等の医療資源を消費し、結果的に患者本人に不利益を為していると認識していた。

さらには、その措置のために救急ベッドの確保に難渋し、本来の職務である重症の急患の医療が行えないこともあるが、そうして急患を受けることができない事態が発生すると、「たらい回し」などと社会的に批判されることもある。

その上、救命センターに到着した患者家族から「どうしてそんな治療してるんですか。もうやめてください」と救命措置への不満が表明されることもあって、これらは総じて救急医療者の重大なストレスの原因になっている。この点について、ある救急医は次のように語った。

「こんなこと、ばかばかしくて、やってられるかってなりますよ。本来、助かる人を助けたいんだから」（50代、男性医師）

重度のフレイルあるいは非常に重度のフレイルで高齢者施設や自宅で生活している高齢者が心肺停止で発見された場合、つまり、目撃のない心肺停止の際に必要なのは心肺蘇生法ではなく、静かに見送ることではないのか。「お迎えが来た」と考えるべきなのではないだろうか。

一方、このような心肺蘇生法にも意味があると考えている救急医もいる。筆者の調査で、患者がすでに蘇生限界点を越していても、胸骨圧迫しているときは心電図上には心拍があるかのような波形がみられるため、患者家族が来院するまで儀式的に胸骨圧迫を続け、来院後にそれを終了すれば、家族は「死に目に会えた」と解釈するので胸骨圧迫は家族のために役に立っていると述べる医師が複数みられたのである。

しかし、このように「死に目に会う」ことを重視する旧来の考え方は、現代の医療環境および社会環境においては多くの点で問題がある。

まず、医療行為としての心肺蘇生法が本人にとって利益ではなく負担をもたらしている点が挙げられる。これは虐待あるいは死体損壊に相当するのではないだろうか。このような医療行為の名の下に行われる死体損壊は本人の尊厳を損なう行為といえるだろう。

また、社会的には救急医療の適応である患者への対応を含め、限定的な医療資源の公平・公正な分配の点でも問題である。さらに、すでに述べたように救急隊や医師の士気の低下の点でも問題である。

そのうえ、家族や親族らの高齢者ケアへの向かい方としても問題がある。それは、高齢患者の介護にほとんど関わってこなかった家族や親族が最期の場面に来院し、「死に目に」間に合ったことを免罪符として使うことによる弊害である。このような話は枚挙にいとまがない。

それと表裏の問題として、長らく在宅で介護してきた家族介護者がごく短時間、日常の買い物などのために外出していたときに要介護者が心肺停止していたということもある。こうしたとき、家族介護者は「死に目に会えなかった。お父さんを一人で逝かせてしまった」などと自責の念にとらわれる。さらに、「死に目に会えなかった」ことを周囲から非難されることまである。理不尽この上ない。

「死に目に会う」ことは日本社会における旧来の文化のなかで重視されてきた慣習ではあっても、医療や社会の環境が大きく変化した現代には見直しが求められる。

「死に目」にこだわる文化ではケアのプロセスが蔑ろにされがちである。誰よりも高齢者本人のために、死に目という「点」ではなく、ケアのプロセスという「線」で関わることの重要性が社会的に認識されるべきと考える。この認識の変容は看取り文化の再構築の要点の一つといえるだろう。

今後の高齢者医療においてはACPにフレイルの評価を組み込み、本人・家族側の理解を得ながらエンドオブライフ・ケアの方針を話し合うプロセスが必要である。それは本人にとって最も望ましいエンドオブライフ・ケアを実現するだけでなく、無用で無益な救急搬送を回避し、有限な社会資源を公正に使用することにも直結する。

11 重度のフレイルと透析療法

†諸外国の研究において

すでに述べたように、フレイルが進行した高齢者には投薬や治療行為がストレッサーになり、本人に益よりも害をもたらすことが多い。透析療法の場合はどうなのだろうか。

実はこれまでにも透析療法が循環動態に負荷を与える治療行為であることは広く知られている。透析療法の導入によって日常生活動作（ADL）が低下することを示す研究も複数報告されていることから、透析療法がフレイルな高齢者に対してストレッサーになることはすでに示されているといえるだろう。

こうした研究知見はこの10年、西洋社会で蓄積されつつある。例えば、米国で行われた研究では、ナーシング・ホームに入所していた要介護で高齢の末期腎不全患者3702例に関して、透析療法の導入前後のADLを比較した。その結果、多くの患者で透析導入後の3カ月間でADLが著明に低下し、透析導入後6カ月でADLを維持していたのは30％、透析導入後12カ月でADLを維持していたのは13％のみで58％が死亡していた。これは2009年にNew England Journal of Medicineという世界のトップジャーナルで発表された。ナーシング・ホームは日本でいうなら特別養護老人ホームのような施設である。

同様の結果はカナダの施設からも報告されている。同施設で透析療法を受けた80歳以上の患者97名に関して透析療法開始時とその後のADLを調べたところ、透析開始時に自立的に生活していたのは78％であったが、1年後に自立生活を継続していたのは23％に大きく低下したという。

慢性腎臓病とフレイルに関する総説論文によると、2013年3月までに国際的な学術誌に掲載された慢性腎臓病患者におけるフレイルを検討した論文は7篇あり、フレイルな慢性腎臓病患者はフレイルではない慢性腎臓病患者に比べて、原因を問わず死亡リスクが増大することが示されたという。つまり、透析療法も死亡リスクを増大させることが示されたのである。

最近では2018年にオランダの病院から報告された研究で、透析導入患者と非導入患者を比較すると、80歳未満では透析導入により生存率が上がるものの80歳以上では有意差がないこと、また、重度の合併症を有する患者群では70歳代でも生存率の有意な改善を認めないという報告もある。

†国内の研究において

日本における高齢者への透析療法の現状はどのようなものだろうか。

日本透析医学会がまとめている「わが国の慢性透析療法の現況」(2017年12月31日現在)によると、2017年に透析療法を導入した患者数は3万8786名で、導入の年齢層で最も多かったのは女性では80歳以上85歳未満で、男性では75歳以上80歳未満であった。80歳以上で導入したのは女性では32・4%、男性では23・1%、85歳以上で導入したのは女性で14・8%、男性で9・4%であった。なお、「導入した」とは「開始した」を意味する。

要点は、これらの高齢者がフレイルでない場合は透析療法が本人に益をもたらす可能性は高いが、重度フレイルあるいは非常に重度のフレイルである場合は、透析療法によってかえって生活の質（ＱＯＬ）が損なわれたり死因となったりする恐れが高いということである。

この点に関する国内の研究報告はまだ限定的だが、そのなかで、谷澤雅彦らの報告は注目に値する。谷澤らは日本透析医学会のデータを解析し、「80歳以上で日常生活障害度が高度の場合、37％が透析導入後の3ヵ月以内に死亡している」と報告し、「日常生活障害度が透析療法導入後の超早期死亡を予測する独立した危険因子である。透析非導入が極端に少ない本邦において、導入後の早期死亡が予想される超高齢者においては、保存的加療を選択することも考慮すべきである」と述べている。保存的加療とは透析療法以外の方法を用いるということであり、生活管理や食事内容の工夫と薬物療法によって、腎臓の機能をできるだけ長く保つようにすることを指す。

これらの報告で谷澤らが指摘している日常生活障害度の高さは、フレイルの程度を示している場合が多いと考えられ、重度フレイルおよび非常に重度のフレイルの場合は、透析療法を行うと早期死亡に至ることが少なくないことが示唆されているといえるだろう。

日本では透析療法のほとんどが公費で賄われている。この制度のもとで透析導入率は極めて高く、２０１７年現在で透析療法を受けている患者数は全国で33万人以上を数えている。これらの透析患者のうち、重度フレイルまたは非常に重度のフレイルの患者はどの程度なのだろうか。

透析療法は高額な医療であり、患者1人あたり年間に500万円〜600万円を要するといわれている。合併症の治療も含めると、透析医療関係で年間2兆円を要しているという。2015年度の国民医療費の総額は42兆円以上であったが、実にその20分の1程度が透析医療関係に費やされているのである。これだけの医療費を使いながら高齢者本人にとって益を上回る害がもたらされているケースが少なくないとしたら、社会的に看過できない深刻な事態といわなければならないだろう。

12 過少でも過剰でもない医療のために——フレイル評価の活用

すでに述べた心肺蘇生法の場合、従来、患者の年齢と病態や搬送元に拘わらず、救急搬送された心肺停止患者に対して心肺蘇生法を行う方針が標準的に採られてきた。その背景には、高齢であることを理由とした不搬送や治療の差し控えは高齢者差別（エイジズム）であり非倫理的との誹りを免れないという懸念があったと考えられる。

エイジズム（ageism）は1960年代に米国で作られた言葉であり、社会の中における高齢者に対する差別をさす。造語の主である米国の老年学の大家、Robert Butler は、当時、米国において高齢者差別は人種差別および性差別に並ぶ深刻な差別であると指摘した。医療に関してエイジズムというと、高齢を理由とした過少医療を指す。

年齢のみで治療の可否を判断するとエイジズムの誹りを免れないだろう。そこで参照すべきはフレイルである。「臨床フレイル・スケール」で「重度のフレイル」および「非常に重度のフレイル」に相当する場合は、心肺蘇生法は不適応であり有害無益といえるのではないだろうか。少なくとも目撃がない心肺停止の場合、これは明白と考える。今後、院外心肺停止の不搬送基準の策定に際しては、フレイルの視点を活かすことが重要であると考える。同様に、透析療法においてもフレイル評価を活用すべきであろう。

加齢の終末に侵襲性の高い治療を行わないことは、高齢者差別ではなく、医学・生理学の知見に基づいた専門的な判断である。後期高齢者や超高齢者の救急搬送や透析導入が増加している超高齢社会の日本において、この点は特に重要な意味を持つだろう。

では、心肺蘇生法と透析療法以外の治療はどうだろうか。がん治療についてはすでに述べた。遺伝子レベルから加齢変性が起こるフレイルが進行し、多臓器にわたって生理的予備能が低下している高齢者に対して、若年者と同様に侵襲性の高い医療や高度な集中治療を行うことは、どのような意味を持つのだろうか。

高齢患者は治療後に最も良好に快復しても元の状態には戻らないことが少なくないとい

う臨床実感を持っている医療者は少なくない。前述のように、フレイルを有する高齢者は侵襲やストレッサーに弱いのである。治療を必要とするに至らしめる原因は、それそのものがフレイルを進行させるストレッサーになると考えられ、また、治療も侵襲性の高さによってはストレッサーとして深刻な影響をもたらす。

一方、フレイルではない場合は、年齢が超高齢であるということのみでは、不搬送や治療の差し控えの理由にはならないことには注意を要する。これは透析療法やがん医療だけでなくその他の医療行為も同様である。

筆者がフレイルの問題に言及して日本の学会で最初に発表を行ったのは2007年の日本集中治療医学会学術集会のシンポジウムの場であった。このシンポジウムでは、筆者以外の登壇者は集中治療医であり、それぞれが超高齢患者の集中治療室（ICU）入室適応に関わる発表を行った。重篤な超高齢者をICUで治療しても患者に負担をかけるばかりで効果がないことが多いなか、その意味と是非が問われたのである。

そのシンポでは、「90歳代でもICUで治療すると快復する場合がある。快復する症例数は少ないが、だからといって90歳代はICU適応外とすることはできない」と報告された。

高齢者に対する過少医療は諸外国でも現実的な問題であり、「エイジズムによって高齢患者を集中治療の対象から外すことは過去の臨床になるべき」と指摘されている。年齢だけでは判断できないのである。そこで参照すべきはフレイルの程度であろう。

高年齢を理由とした過少医療の問題について、日本老年医学会はエンドオブライフ・ケアのガイドラインである学会の「立場表明2012」の第1番目において、「年齢による差別（エイジズム）に反対する」という姿勢を示している。これは日本の医療現場における高齢患者への過少医療の現実と医療者の意識を反映しているとみられ、フレイルの知見はこうした意識の改革にも役立つと考える。

年齢によって治療の成否を判断しようとする時代は過去のものとなるべきである。フレイルに関する研究知見が蓄積され、判断の指標が明確になると、高齢患者における過剰医療と過少医療の判別を医学的そして倫理的により適切に行うことができるようになると期待される。

第8章

終末期医療とエンドオブライフ・ケアの違い

1　終末期の定義

終末期という用語について、その定義と意味を改めて考えたい。近年、終末期医療に関する取組の重要性が叫ばれ、これまでにいくつかの医学会と病院団体等が終末期医療に関するガイドライン等を発表してきた。

厚生労働省が２００７年5月に発表した、終末期医療に関する国として初めての指針である「終末期医療の決定プロセスに関するガイドライン」は、ガイドライン本文ではなくその解説編で、終末期の定義について、「終末期には、がんの末期のように、予後が数日から長くとも2〜3ヶ月と予測が出来る場合、慢性疾患の急性憎悪を繰り返し予後不良に陥る場合、脳血管疾患の後遺症や老衰など数ヶ月から数年かけ死を迎える場合があります。どのような状態が終末期かは、患者の状態を踏まえて、医療・ケアチームの適切かつ妥当な判断によるべき事柄です」としている。

予後が短い急性期のケースに関しては、日本救急医学会が策定し2007年10月に発表した「救急医療における終末期医療に関する提言（ガイドライン）」がある。同ガイドラインが示した救急医療における終末期の定義とは、「突然発症した重篤な疾病や不慮の事故などに対して適切な医療の継続にもかかわらず死が間近に迫っている状態」であり、患者の具体的な状態として、以下の4つが挙げられている。①不可逆的な全脳機能不全（脳死診断後や脳血流停止の確認後なども含む）と診断された場合、②生命が新たに開始された人工的な装置に依存し、生命維持に必須な臓器の機能不全が不可逆的であり、移植などの代替手段もない場合、③その時点で行われている治療に加えて、さらに行うべき治療方法がなく、現状の治療を継続しても数日以内に死亡することが予測される場合、④悪性疾患や回復不可能な疾病の末期であることが、積極的な治療の開始後に判明した場合である。

同提言を踏まえ、2014年に日本救急医学会・日本集中治療医学会・日本循環器学会の3学会が合同で発表した「救急・集中治療における終末期医療に関するガイドライン

――３学会からの提言」では、終末期の定義を「救急・集中治療における終末期とは、集中治療室等で治療されている急性重症患者に対し適切な治療を尽くしても救命の見込みがないと判断される時期である」とし、具体的な状況としては日本救急医学会の提言内容を踏襲している。

一方、老年の終末期に関しては、日本老年医学会が「立場表明２１０２」において、「終末期とは、病状が不可逆的かつ進行性で、その時代に可能な限りの治療によっても病状の好転や進行の阻止が期待できなくなり、近い将来の死が不可避となった状態」としている。その論拠として、「高齢者は複数の疾病や障害を併せ持つことが多く、また心理・社会的影響も受けやすいために、その「終末期」の経過はきわめて多様である。そのため臨死期に至るまでは余命の予測が困難であることから、「終末期」の定義に具体的な期間の規定を設けなかった」と述べている。

上述のように、「終末期」といっても患者の原疾患や年齢による心身の全体的な状態による相違が大きく、数値で表現すると日の単位から年の単位まであるが、具体的な数値で表現することは不適切とも考えられている。

2　終末期を定義するということ

臨床現場で終末期の定義を要する理由のひとつは、患者の状態がその定義に合ったものであれば、本人にとって負担となる治療を行ったり継続したりすることは、本人の利益にはならずかえって苦痛を増したり尊厳を損なったりするので、現在行っている治療を終了したり更なる治療を控えたりして最終段階の医療とケアを適正化するためである。

終末期の判断は上述のように医学的なものである。つまり、臨床現場で患者が終末期にあるかどうかを判断するのは医師の仕事である。医師が終末期だと判断しなければ、通常、治療は継続される。各種ガイドラインはあるものの、個々の症例に関する具体的な判断は概ね担当医の判断次第といえる。また医師によって判断には幅があり、患者が終末期にあるかどうか、つまり、看取り医療に向かうべきか、それとも更なる治療を行うべきかを決めているのは、医師の意識や価値観であることは筆者の調査でも示されている。しかし、これは医師のみが判断して対応すべき事柄なのだろうか。

確かに、医学的な判断を下すのは医師の役目であり、その判断が医療とケアに関する意思決定の基礎となる。しかし、医学的な判断だけで治療方針を決めることに問題があることは既述の通りである。大切なのは、その医学的な状態を本人の視点で捉えるということである。医学的な事実をもとにした医学的な判断を基本として、本人のナラティブの視点から判断すること、すなわち、第5章で議論した、evidence-based narrative の考え方である。

しかし、実際はこれがいかに困難であるか近年の学術集会でも思い知らされた。それは第28回日本静脈経腸栄養学会学術集会でのことであった。この学術集会の話題のひとつであった「日本の胃ろうを問う」というパネルディスカッションのなかで、座長の鈴木裕が会場を埋めた1000人近い医師や看護師らに対し症例を提示した。脳血管疾患後に意識障害が重篤で寝たきり状態が続いており、今後、人工的水分・栄養補給法を継続しても意識を回復する可能性は著しく低いが生存期間を延長することは可能と診断された高齢患者に対し、PEGを施行して胃ろう栄養法を導入するかどうかを質問した。すると、パネリストのほとんどと会場の参加者の大半がさっと手を挙げた。

静脈経腸栄養学会の会員には、患者に人工的に栄養補給し生命を維持することに特に熱心な医療者が多い。各自が所属している医療機関においてNST（Nutrition Support Team）のメンバーである医療者も多い。これらの医療者の多くは、患者に胃ろう栄養法を行うことによって生存期間の延長を図ることが可能な状態ならば、当然ながら胃ろうを造設すべきと考えていたのだろう。

しかし、その場で異なる反応を示したパネリストが1名いた。その医師は、「私は迷います」と発言したのである。大勢の医師が挙手で胃ろう選択を是と表明したあとの発言には勇気が必要であったと思われる。

患者が今、必要としているのは、こうした場面で率直に迷いを語り、ともに考えようとしてくれる医療者なのではないだろうか。医療者には、ある医学的な状態、すなわち生物学的生命の状態が、本人の人生にとってどのような意味を有するのか、本人の価値観・死生観をともに探って意思決定支援しようとする姿勢が求められているといえるだろう。

3 定義化の意味と意義

終末期医療の研究にあたる筆者のような者にとって、終末期をどう定義するかは仕事の第一歩である。研究対象について焦点を絞ることと研究にかかわる概念を明確化することなしには、研究計画すら立てることができない。そのようなわけで研究者としては、研究対象の定義化にそれなりに時間を使ってきた。特に老年の慢性疾患の「終末期」をどのように定義して研究計画を大学の研究倫理審査委員会（ＩＲＢ）に提出しようか、頭を悩ませてきた。

しかし、医療現場でフィールドワークし、医療・ケアスタッフから話を聴き、家族介護者と語り、自分の生き終わりについて真剣に考える人達と向き合っているうちに、定義化に汲々としているのは的外れのように思えてきた。

とはいうものの、医学的な定義化はやはり判断の基礎となるべきだろう。どうしたものか。

そうして考えるなかで、医学的に適切な判断を基礎とし、そのうえで臨床倫理的に適切に判断することが論理的かつ倫理的に適切なのではないかと思い至ったのである。

「終末期かどうかということよりも、この患者さんのために何が最善なのか、それを考えましょう」

臨床倫理セミナーにおいて、ある看護師が発したこの言葉は要点をついている。前章まで縷々述べてきたように、本人にとってどのような医療・ケアが最善なのかを検討するためには、医学的判断と併せて、本人がどのような人なのかを知ることが必須条件である。それなしには、ある状況において本人がどのような価値判断をするのか、どのような意向を示すのかを推察することは困難である。

本人像に迫ることによって、患者本人にとっての最善を探り、それを実現しようと努力することが必要である。それは、予後予測によって終末期対応の是非を探ることとは全く異なるアプローチである。そしてこれは、医師単独ではなく医療・ケアチームによってこそ、より適切にとることができるアプローチである。

終末期医療をめぐる議論では常にその定義が問題とされ、慢性疾患については定義化が困難なので、終末期医療の議論は論理的に進めることができないという指摘がかつてはなされた。先に述べたように、筆者も定義化に悩んできた。しかし、本末転倒ではなかったか。定義は重要だが、そもそも何のための定義なのか。その点を認識してはじめて、問いの核心に迫ることができたように思える。

4 エンドオブライフ・ケア

「終末期」の原語はターミナル（terminal）だが、近年、ターミナルという言葉はあまり使われなくなり、同時にターミナル・ケアという用語もほとんど使用されなくなった。代わりに現代、汎用されるようになってきたのがエンドオブライフ・ケア（end-of-life care）という用語である。

ターミナルという用語が使用されなくなった理由は、その語感にあるという説もある。つまり、感じが良くないと指摘されているのである。

しかし、より適切な説明は以下のようなものであろう。国立長寿医療研究センター前理事長の鳥羽研二によると、ターミナル・ケアという用語は、従来、末期がん患者の疼痛緩和を中心に使用されてきたため、慢性腎不全や慢性呼吸不全などの慢性臓器不全、ＡＬＳ等の神経変性疾患や脳血管疾患等による寝たきり状態を包摂することが困難とみなされた。そのため、人生の最終段階における医療とケアをより広く意味する概念が必要となったことで、エンドオブライフ・ケアという用語が使われるようになったという。

エンドオブライフ・ケアは生命予後を数値化可能か否かという狭義の医学的な終末期の定義に拘わらず、本人の視点から最終段階を捉えるところが特徴である。換言すれば、終末期は医学的な定義だが、エンドオブライフは医学的な判断を基礎にしつつ本人の人生という視点から捉える定義であるといえる。

医学的に適切な診断とＥＢＭ（evidence-based medicine）はあらゆる臨床場面において基本となるが、エンドオブライフ・ケアは医師が従前の定義を用いて終末期と診断してから開始するものとは限らない。医学的に生命予後が年単位であってもエンドオブライフ・ケアを要することもある。人生の最終段階かどうかは、本人の生き方や価値観、また、人生観・死生観によって決まるからである。生存期間の延長可能性があっても、本人がそれを欲さず自然に委ねることを選択すれば、それが本人からみた人生の最終段階であり、エンドオブライフ・ケアの対象となる。

たとえば、脳梗塞を繰り返し寝たきりで意思疎通も経口摂食も困難な高齢者がいるとする。この患者に胃ろう栄養法を導入すれば生命予後は年単位になる場合は少なくない。この場合、医学的に「終末期」というかどうか、医師の見解は各自の専門や立場、価値観によって一致しないと思われる。

では、この患者はエンドオブライフにいるのかどうかというと、本人の生き方に照らしてエンドオブライフといえる場合もあるし、いえない場合もあるということになる。エンドオブライフかどうかを決めるのは、生物学的な状態と生命予後に着目した医師の医学的な判断ではなく、医学的な判断をもとにして本人の人生の視点からみた判断だからである。

この患者に人工的水分・栄養補給法を導入しなければ、生命予後は1週間か10日程度だろう。そうなると、医学的に「終末期」であることに異論はなく、エンドオブライフであるともいえるだろう。人工的水分・栄養補給法を導入しない選択は、本人の人生観や価値観を踏まえて、本人の人生に照らして本人の最善のためになされるものであり、医学的に決まることではない。

さまざまな医療技術が使用可能な現代は、自分の生き方に照らして、人生（ライフ）の最終段階とみなすかどうかを選択する時代であるといえる。そして、この意味のエンドオブライフ・ケア、すなわち人生の最終段階の医療とケアという考え方は、すでに厚労省の「人生の最終段階における医療・ケアの決定プロセスに関するガイドライン」と日本老年医学会のガイドラインで採用されている。これらのガイドラインは、医学的な終末期の判断という点ではなく、本人にとっての最善を探りその実現を目指すことに力点を置いているといえる。前述のように、本人にとっての最善は、医学的には決まらないのである。

医師のなかにはこのような考え方をにわかには受け入れがたく思う向きもあろう。医師は医学生の頃から、医学は医科学であり根拠に基づいて医療を行うために検査データを適切に取り、データに基づいて医学的証拠を踏まえて医療を行い、それによって生命を救い生存期間を延ばすことが仕事であると教えられ、そのように力を尽くしている。

それなのに、生存期間が医学的には延長できる場合であっても本人の死生観によっては人生の最終段階といえるので、その場合は本人らしい最期を支えるようにと言われては、仕事の判断軸が失われたように思えるだろう。従来の価値づけによる教育に沿って熱心に臨床で実践してきた医師であればあるほど、この迷いは深いと思われる。

この点に関する医師の困惑というと、筆者はさまざまな医学会の学術集会や研究会での出来事を思い出す。筆者が人生の集大成を支える医療とケアについて講演したところ、フロアから複数の医師が声高に発言したのである。

「生きられるのに生かさなくてもよいとは、なんという暴言だ。医者は長年、患者を生かすために仕事してきてるんだ。こんな話、わかるはずがない」

「あなたが言うようなことを現場でやったら、家族から要らないと思われてる高齢者なんか、どんどん殺されていっちゃうよ。責任取れるのか」

彼らは、通常、学術集会では聞かれないような大声で怒鳴っていた。そう、とても怒っていたのだ。困惑を通り越し、怒りに震えていた。

怒りの理由は理解できる。何しろ人命に直接関わる判断であり、しかも、自分が信じてきた道とは異なる道が選択肢として提示されたのである。さらに、人生の集大成を支える方法は個別性が高く、医学的証拠の証拠能力は限定的であり、「これでよい」と確信を持つことができないことがらである。惑いと怒りを感じた医師が少なくないことは十分に理解できる。

こうして困惑したり悩んだりしたときはどうしたらよいか。まず、一人で抱えず、臨床の仲間と共有することが大切だといえる。ほとんどの医療者にはチームで医療とケアを行う仲間がいる。仲間と虚心坦懐に話してほしい。

「生命の二重の見方」理論の項で述べたように、医療技術が汎用される現代の医療環境にあっては、生存期間を延長させるために技術を駆使することが必ずしも本人の幸せにつながるわけではない。どのような医療とケアが本人の幸せを実現し、人生の集大成を支えるためにふさわしいのか、患者・家族とともに医療・ケアチームで考え判断することが肝要である。悩ましいことは共有し、どうすべきかを一緒に考える。そのプロセスを共有することが、決定したことへの納得につながると考える。

第9章

尊厳死・安楽死問題とは何か

1 米国での出来事

最後に尊厳死・安楽死について考える。まず、尊厳死とはどのような最期を指すのだろう？　よく語られるわりには、あまり理解されていないことが多々ある。

この問題は、2014年11月にブリタニー・メイナードさんという米国人の末期がん患者が、米国オレゴン州で医師から処方された薬物を服用して予告どおり死を選択した際に、日本でも大きく報道され、改めて耳目を集めた。

メイナードさんが行ったことは、The Oregon Death with Dignity Act（邦訳は、オレゴン尊厳死法）のもとでの physician-assisted suicide（医師に幇助された自殺、略称はＰＡＳ）であり、オレゴン州では１９９８年以来、合法的な死の選択である。

同法の概要は以下のようなものである。末期と診断された成人患者の自発的意思表示を前提とし、①医師は患者がうつ病ではないことを確認、②患者は口頭で要請してから15日以上を経過したのちに書面で要請し、その後、48時間以上経過した後に医師は致死薬の処方箋を出す、③その間、誰も患者に暗示、説得、教唆、強制あるいは影響を与えてはならない、④処方された致死薬を服用するかどうかは患者が自分で決める、⑤患者が致死薬を服用する際、家族や医師がその場にいることは許される。医師は患者に求められた場合は同席を要する。

オレゴン州の保健当局は同法下で例年、ＰＡＳについて報告しており、同州のホームページにてみることができる。それによると、２０１７年には２１８人に対して致死薬が処方され、１４３人が服薬して自死している。同年の同州における全死亡数の0.4％に相当するという。

また、オレゴン州での立法後、ワシントン州、バーモント州、ニューメキシコ州、コロラド州、ワシントンDC、ハワイ州でもＰＡＳが法制化され、モンタナ州では判例によって認められている。

そのようなわけで、米国ではPASはすでにそれほど珍しいものではないのだが、メイナードさんのケースでは若く新婚の女性患者が、自分の生命を終わりにする選択について、居住していたカリフォルニア州では合法化されていないためにオレゴン州に引っ越してまで実現し、さらに、自分の気持ちや経験を広くインターネットで発信したことで大きなニュースとなったのではないかと思われる。

カリフォルニア州でもPASの法制化をめぐって住民投票が複数回行われてきたが、メイナードさんのケース以前には賛成多数には至らず法制化は見送られてきた経緯がある。そしてメイナードさんのケースが大々的に報道された後の2015年に法制化はされたのだが、障碍者団体や宗教団体らから反対の声があがり、州高等裁判所から違憲判決が出されたため、効力が停止されているという。

PASが合法化されていない州は米国内でも8割以上であり、大いに議論がある死の選択である。

2　尊厳死の日米での意味の相違とその背景

メイナードさんのケースが日本で報道された際に、このような死の選択について、これが尊厳死なのか安楽死なのか、用語の選択をめぐってマスメディアに混乱がみられた。米国ではメイナードさんのケースが報道された当時、合計5州においてPASを「尊厳死法」という名の法のもとで行っていた。メイナードさん自身もインターネットの動画やマスメディアのインタビューで「自分は尊厳死する」と語っていた。

しかし、日本で尊厳死というと、一般には、延命医療を終了し自然死することを指す。このように、現在、日米では同一の用語がまったく異なる意味で使用されているため、報道側は伝え方に難渋し、読者や視聴者は混乱したのではないかと思われる。

実は、米国の報道もかつては日本で一般にいうところの尊厳死をdeath with dignity、つまり尊厳死と呼んでいた。1970年代～1980年代のことである。

第6章で事前指示とACPについて取り上げたが、そのなかで、1970年代に持続的植物状態となったカレン・アン・クィンランの延命医療を終了する権利を求めて、カレンの父親が代理となって裁判で闘ったことに言及した。カレンの父親は「この状態は尊厳ある生とはいえない」との理由で、延命医療の終了を求めたとのことであった。

このケースが米国でリビング・ウィルを柱とする事前指示の法制化を推進する契機となり、カリフォルニア州からはじまった自然死（natural death）を容認する運動が全米で展開されていくことになったのである。そのときに患者側が求めていたのは、延命医療を終了して自然死することを患者の自己決定として認めるべきということであり、当時の報道はこのような最期をdeath with dignity、つまり尊厳死と呼び、事前指示によって延命医療を拒否し自然死することを可能にする法制化をdeath with dignity legislationと呼んでいたのである。

その後、米国では患者の権利として、延命医療の終了によって自然死することが複数の裁判で認められ、そうした最期が各医学会のガイドラインでも広く容認されていくにつれ、このような最期を選ぶことは通常の臨床上の選択肢となった。つまり、本人にとって不要な治療を終了して看取ることが一般化したため、そのことを「尊厳死」などと特別に指す必要はなくなった。

このような延命医療の終了について研究者や医学者が研究上で話題にするときは、「生命維持治療の差し控えと終了」（withholding and withdrawal of life-sustaining treatment）という用語を使っている。延命医療と生命維持治療は概ね同義である。「生命維持治療の差し控えと終了」という用語は事象をそのまま表現しただけである。この客観的な用語を用いれば、ある特定の最期のみ「尊厳ある最期」であり「尊厳死」であると価値付けして表現することを避けることができる。

「生命維持治療の差し控えと終了」に関する問題については、１９８３年に米国大統領委員会が"Deciding to forego life-sustaining treatment: A report on the ethical, medical and legal issues in treatment decisions"と題する報告書にて容認したが、同報告書でもこのような最期をdeath with dignityとは表現していない。この場合の"forego"は「差し控え」と「終了」(withholding and withdrawal of) の両方を指す。

その後、１９９０年代の米国においては、患者の自己決定による死の選択に関する議論は、延命医療を終了する問題とはまったく異なって、致死薬によって積極的に生命を終わる権利を獲得することに移っていった。そして今度はこれを「尊厳ある死」、つまり"death with dignity"と呼んだのである。「死ぬ権利」推進派は世論の後押しを得て住民投票で勝利し立法化することを目指したので、こうした最期について「尊厳ある死」とキャンペーン的に価値付けして運動を進めたものと考えられる。

患者の自己決定によって致死薬を服用し最期を迎える米国型の「尊厳死」という選択に

ついて、米国で最初に法制化を目指して住民投票が行われたのは１９９１年、ワシントン州であったが、賛成は46％で法制化には至らなかった。翌１９９２年にはカリフォルニア州で住民投票が行われたが、やはり賛成多数には至らなかった。

米国で最初にこの権利を獲得したのがオレゴン州であり、１９９４年の住民投票で51％の賛成を得て１９９７年にＰＡＳが法制化され、１９９８年に施行された。こうしてオレゴン州では上述のように、「尊厳死法」という名の法でもってＰＡＳが法制化されたのである。

一方、日本では１９７８年以来、日本尊厳死協会が米国に倣ってリビング・ウィルの法制化を求め、当時でいうところの尊厳死、つまり、延命医療を行わずに自然死することを社会的に認めるよう運動を展開している。同協会のホームページによると、カレン・アン・クィンランのケースに判決が下された１９７６年の２年後に、同協会は自己決定による延命医療の終了を目的とするリビング・ウィルの法制化に取り組みはじめたとのことである。

そして、１９７９年に、「末期医療の特別措置法草案」を作成した。その内容は、「合理的な医学上の判断で不治と認められ、延命措置の施行が単に死期を延長するに過ぎない状態の場合、15歳以上で意思能力のある者の文書による署名捺印に２名の署名捺印があれば、過剰な延命措置を望まない者の意思に基づきその延命措置を停止する」というものであった。

それ以来、同協会は一環して、徒な延命医療を終了して最期を迎える権利を獲得するため、事前指示の文書（リビング・ウィル）の法制化に取り組んできている。

日本尊厳死協会の書籍『新・私が決める尊厳死』には、同協会の運動にはカレン・アン・クィンラン裁判の影響が大きかったことと、運動によって求めている尊厳死は「人の不治かつ末期に際して、自己決定して自分の死に方、延命措置の不開始または中止を求めた自然死のこと」と記されている。

つまり、1970年代は、日米では同様に延命医療の終了を「尊厳死」と呼んでいたが、その後、米国では死の選択の動きが展開を重ね、現在では尊厳死というとPASを指すようになった。一方、日本尊厳死協会は1970年代以来、尊厳死運動の目的を変わらずに維持している。そして日本社会全体としても、尊厳死を後者の意味で使用している組織や個人がほとんどである。そのため、現在、尊厳死という用語の指す意味が日米で異なってしまったものと考えられる。

さらに日本において用語の混乱に拍車をかけているのは、消極的安楽死（passive euthanasia）という用語である。これは延命医療を行わずに患者を死ぬにまかせることを指すとされているが、その内容は日本尊厳死協会が主張する尊厳死と同じである。この消極的安楽死という用語はそもそも西洋の研究者が使用し、日本ではその訳語として使用されている。

研究者がこの用語の意味を理解して使用するならよいのだが、医療者や一般市民には消極的安楽死と積極的安楽死の区別がつきにくい。報道関係者のなかにも理解不足がみられたため、過去には誤解を拡散するような報道もなされ、一般の読者はさらに混乱した。

筆者は、こうした慎重な扱いを要する問題に関して、不要な混乱を容易に招きかねない用語を使用する状態は是正しなければならないとかねてから考えており、そのため、一般読者を対象とする場においては消極的安楽死という用語を使うべきではないと言ってきた。消極的安楽死という用語の代替としては、既述のように、その内容を客観的にそのまま表す「延命医療の差し控えと終了」、あるいは、「延命医療を行わないこと」とすべきと考えている。

なお、西洋で概念整理された安楽死の類縁用語の定義については、注を参照されたい。(10)

3　安楽死が行われている国々

「安楽死」つまり"euthanasia"は語源のギリシャ語の字義でいうと、「eu（よい）thanatos（死）」という意味になり、「よい最期」を表すが、現代の医療現場において安楽死というと、通常は自発的積極的安楽死を指す。つまり、患者の自発的な意思に沿って患者に死をもたらすために致死薬を投与して最期を迎えさせる死を指す。

安楽死は、現在、ベネルクス3国とカナダで法的枠組みが整備されている。先駆となったオランダでは2001年に世界で初めての安楽死法「要請に基づく生命の終焉ならびに自殺幇助の法律」を可決し、2002年に施行した。同法の定める条件に沿って安楽死を実行した場合に刑法上の違法性が阻却される形をとっている。オランダに次いでベルギーとルクセンブルクでも安楽死が法制化された。

その条件とは、患者の苦痛・苦悩は持続的であり耐えられないもので、患者は予後の見込みを知らされており、合理的な解決法はないと確信しており、患者は明示の意思表示をもって安楽死を要請し、その要請は自発的でかつ十分に考慮されたことに確信がある場合という条件が揃っていなければならない。患者の苦痛・苦悩が条件であり、激痛が条件ではない。当初は身体的な苦痛のみが対象であったが、現在では精神的な苦痛や苦悩も認められている。安楽死の実施者はベネルクス3国では医師であり、カナダでは医師とナース・プラクティショナー（nurse practitioner）である。ナース・プラクティショナーは米国発祥の専門職であり、経験を積んだ看護師が専門職大学院を経て受験し資格を得て開業する。

オランダでは法制化以前にも安楽死が行われていたが、立法によって安楽死を実施した医師に自治体への報告を義務付け、自治体は各ケースについて審査することとなった。

オランダでは同法下で安楽死の対象となっているのは成人患者（18歳以上）だが、16歳以上18歳未満の場合は本人が安楽死を希望し保護者に相談した後であればその対象となり、12歳以上16歳未満の場合は本人が希望し保護者が容認すればその対象となる。12歳未満の場合は原則としては禁止されている。ただ、「フローニンゲン・プロトコル」というガイドラインのもとで、重度障害を有する新生児については両親の同意のもとに安楽死が行われており、これはオランダ政府も容認し政府のホームページでも情報が掲載されている。これまでに安楽死の対象となった新生児は出生時に重度の二分脊椎や水頭症を有していたと報告されている。

オランダでは安楽死だけでなく医師による自殺幇助（ＰＡＳ）も合法である。安楽死による死亡数は年々増加しており、２０１０年には全死亡数の３％未満だったが、２０１７年には４％以上になったと報告されている。一方でＰＡＳによる死亡数には大きな変化はなく、全死亡数の0.1〜0.2％程度という。安楽死を選ぶ人のほうがＰＡＳを選ぶ人よりもはるかに多いということである。

オランダが安楽死を法制化した後、隣国のベルギーは２００２年に、ルクセンブルクは２００９年に安楽死を法制化した。ベルギーでは２０１４年に年齢制限を撤廃する法改正がなされ、小児における安楽死も合法化された。

4　日本における安楽死

日本で初めて表面化した医師の手による安楽死事件は、１９９１年、神奈川県伊勢原市にある東海大学医学部附属病院で起こった。

このケースの概要は次のようなものであった。患者（58歳男性）は多発性骨髄腫の末期で体中が激痛に襲われたのち、昏睡状態に陥った。その後、「まだ、苦しそうな呼吸をしている、早く何とかして」、と家族が担当の医師（34）を頻繁に呼び出し強く訴えたため、同医師は鎮痛剤等を多量に投与した。しかし患者の呼吸状態は変わらず、その後も再三、患者家族から「看病に疲れた」などと詰め寄られ、ついには「先生は何をやっているんですか。まだ息をしているじゃないですか。早く父を家に連れて帰りたい。どうしても今日中に家に連れて帰りたい。何とかして下さい」と強く要求されたため、同医師は患者に塩化カリウムを静脈注射し、高カリウム血症で心停止させた。同大はこの注射を「医の倫理にもとる行為」と厳しく非難、同医師を同月懲戒解雇した。同医師は、殺人罪で起訴され、懲役3年を求刑された。横浜地裁は1995年、この行為に対し懲役2年の判決を下したが、患者家族からの執拗な要求に応じての行為であったことや末期医療に関する社会環境の不備などの状況要因を勘案、情状酌量し、執行猶予2年とした。

この判決は安楽死を「回復の見込みがなく、死が避けられない状態にある末期患者に対し、激しい苦痛を除去・緩和するため死期に影響するような措置をし、さらにはその苦痛からのがれさせるため、積極的に死を迎えさせる措置を施すこと」と定義した。

そして同判決は医師による安楽死の4要件を示した。すなわち、①患者が耐えがたい肉体的苦痛に苦しんでいること、②患者は死が避けられず、死期が迫っていること、③患者の肉体的苦痛を除去・緩和するために方法を尽くし、他に手段がないこと、④生命の短縮を承諾する患者の明示の意思表示があること、である。安楽死実施にはこの4要件がすべて揃う必要がある。そして重要なのは、「医師による」ことが前提とされていることであり、医師免許を持たない者が安楽死を実施すれば、いかなる場合も違法となる。

現在、日本ではこれが判例として有効ではあるが、判例が示されてからこの四半世紀、一度も適用されたことがない。そしてかなり高い確率で、今後も適用されることはないだろうと筆者はみている。

なぜなら、緩和ケアがある程度普及し疼痛緩和の方法が知られるようになった現代では、一般の臨床現場でこれらの要件がすべて揃うことはないはずだからである。要件③がいうように、あらゆる手段を用いて患者の肉体的苦痛を除去・緩和するために方法を尽くせば、要件①がいうように、患者が耐え難い肉体的苦痛に苦しんでいるということはないはずである。もしそのような臨床現場がいまだに存在するとしたら、そのほうが深刻な問題である。

現代の医療では、緩和ケアの重要性はますます広く認識され、より充実した実践が叫ばれている。1990年に世界保健機関（WHO）が最初に緩和ケアを定義した際には、その対象はがん患者であり主に末期がん患者を念頭においていたが、2002年に再定義した際には、治らない状態のがん患者だけでなく、種々の臓器不全や神経難病等を含む慢性疾患患者、エイズ患者等も緩和ケアの対象とされた。さらに、緩和ケアの定義に苦痛の「予防」という側面も加わり、予防のために「痛みやその他の問題を早期に見出し、適切に評価すること」が必要であるとされた。

緩和ケアが適切に実施される限り、日本のこの判例によって安楽死が実施されることはないといえるだろう。

5 安楽死とPASの異同

オランダの安楽死とオレゴン州のPASの異同を考えてみよう。両者は死の選択のために致死薬を用いる点で共通している。異なるのは、安楽死では医師が致死薬を注射して患者を看取るが、PASでは医師が処方した致死薬を患者が自分で服用するという点である。つまり、PASの場合は、患者が自分で薬剤を服用可能な程度の体力を有していることが必要になる。

また、安楽死の場合は医師は患者の臨終の場にいるが、PASの場合は患者が希望した場合にだけ医師は同席する。オレゴン州の報告によると、医師の同席を希望した患者は1

割程度だという。

このように、ＰＡＳの場合は医師に看取られないことが多いので、薬剤を服用しても目的を遂げることができなかった例も報告されている。筆者が調べたなかでもこれまでに少なくとも4例ある。1例は2005年に、2例は2010年に、もう1例は2018年に起こった。2005年の例では処方どおりに服用したが死に至らず、2010年の2例では服用した薬剤が逆流してしまい、2018年の1例では処方どおりに服用したが意識を回復したという。

安楽死とＰＡＳは実施の様態に関わる相違点から、医師の心理的負担の程度にも相当の差をもたらしていると考えられる。医師にとって安楽死は、自分が注射する致死薬によって患者の生命が目の前で終わることを意味する。一方、ＰＡＳにおいては、医師は患者の依頼によって致死薬を処方するが、その処方箋によって入手した致死薬をいつ服用するかは患者の自由選択であり、患者に求められなければ同席する必要もない。医師の心理的負担の点からは、安楽死のほうがはるかに重く深刻だと考えられる。

前述のように、オランダでは安楽死だけでなくＰＡＳも合法であるが、実施数は安楽死がＰＡＳをはるかに上回る。これは患者の選択の結果であり、患者側はＰＡＳよりも安楽死を選ぶことが多いということである。

安楽死もＰＡＳも患者の自己決定によるとはいうものの、医師の関与の程度とあり方には大きな相違があるといえるだろう。いかに大きな心理的負担があろうとも、最期まで面倒をみるのが医師の責任であるという基本的な考え方と姿勢がなければ、安楽死は実現不可能なのではないだろうか。

この点を倫理的な基盤から考えてみる。ＰＡＳと安楽死の倫理的な基盤としては、「自律尊重」原則を基本とした患者の「自己決定権」の尊重と、患者の意思を尊重し患者を苦しみから救済するという医師の職業倫理があるが、医師の職業倫理はＰＡＳよりも安楽死の場合に一層の重みをもって実践されているといえるだろう。つまり、ＰＡＳは患者の自律（autonomy）が軸となって行われ、医師の professional autonomy はそれを致死薬の処方という形で支援するが、患者の望む最期を確約まではしない。一方、安楽死は患者の autonomy を軸として医師の professional autonomy の具現化によって患者の望む最期の実現を確約しようとする。

ちなみに、ＰＡＳを合法化しているオレゴン州等の米国の州では、安楽死は禁止されている。

う恐れは常にある。

6　安楽死に関わる法的問題

医師が職業倫理を適切に認識せずに安楽死を実施すると、単なる殺人行為となってしまう恐れは常にある。

そしてまさにそうした事例が2016年にオランダで発生した。認知症の高齢者を抑えつけて致死薬を注射し死に至らしめたとされる医師が捜査対象となり、2018年に起訴され裁判を待っているという。

オランダの安楽死に詳しいユトレヒト大学医療センター教授のJohannes van Deldenによると、オランダでは軽度認知症患者の症状が重度化し意思決定が困難になる前に安楽死させることの是非と、認知症を有する人の意思確認のあり方について議論がなされている。実際、法の下で必須である患者の明示の意思表示がない「安楽死」が年に数百件も報告されているとし、同氏は「これは殺人といえる」と2014年の日本医学哲学・倫理学会大会での講演で述べた。

ベルギーでも2018年、違法に安楽死させた容疑で医師3人が捜査対象となっていることが報道された。彼らは２０１０年にアスペルガーと人格障害を有する30代女性に対し、安楽死の要件を満たしていないにもかかわらず致死薬を注射したとされている。ベルギーではこれが捜査対象となった最初のケースだという。

またベルギーでは、２０１４年に、強姦殺人のため終身刑の判決を受け服役中の男性受刑者が安楽死を希望し、それを法務大臣が受け入れ安楽死の実行日が決まったという報道がなされ、世界を驚かせたこともあった。すでに服役年数が約30年にわたっていたこの受刑者（51）は、服役は「耐え難い精神的な苦痛である。今後20〜30年も服役するのは死ぬより辛い」と訴え、数年来、安楽死を求めていたという。しかし、安楽死の実行予定が報道されると世界中から批判や非難の声が上がり、結局、受刑者は医療施設に移送され、安楽死は行われなかった。

7　スイスにおける自殺ツーリズム

スイスでは安楽死は禁止されているがＰＡＳは容認されている。しかし、ＰＡＳが法制化されているということではなく、刑法上、ある条件下では自殺幇助は非合法ではないということであり、同国の医学会のガイドラインに沿って実施されている。

スイスにおけるPASの特徴のひとつは外国人旅行者も対象としていることである。一般の居住者のなかにも外国人が多いスイスならではといえるだろう。

チューリッヒ大学のGauthierらの研究グループが2015年に発表した「自殺ツーリズム」という論文によると、2008年〜2012年までの5年間で、31カ国から611人がスイスを訪れ自殺を幇助されたという。内訳はドイツ人が268人（44%）、英国人が126人（21%）、フランス人が66人（11%）、イタリア人44人（7%）、アメリカ人21人（3%）などだった。

自殺を幇助された611人のうち女性が58・5%で男性よりも多く、年齢は23歳から97歳と幅広く、ほとんどのケースでディグニタス（Dignitas）という「死ぬ権利」運動を展開しているスイスの民間団体が関与していた。自殺幇助を希望する人はディグニタスに登録し、同組織が運営する施設に滞在し、近隣の医療施設で致死薬の処方を受けそれを服用するか、点滴にセットされた致死薬の滴下をスタートさせる。

611人の疾患の内訳をみると、最も多いのが神経疾患で297人であり、その内訳は血管性または神経性の麻痺が66人、筋萎縮性側索硬化症（ALS）などの運動ニューロン疾患が60人、多発性硬化症とその類縁疾患が59人、パーキンソン病が37人などであった。

次に、がんが227人、リウマチ性疾患が150人だった。他には心血管疾患93人、視力障害あるいは聴力障害が40人、慢性呼吸器疾患32人、精神疾患14人などであった。

同研究グループは、「以前に比べて最近は神経疾患とリウマチ性疾患などの致死的ではない疾患の患者がPASを希望しスイスを訪れる場合が増加している」と報告している。スイスへの渡航によるPASの場合は、自分で致死薬を服用可能な体力を有しているだけでなく、スイスまで移動可能な体力を有していることが必要になることは言うまでもない。

ちなみに、この論文には日本人は含まれていなかったが、松田純によると、その後、2015年に1人、2016年に2人がスイスで自殺幇助を受け死亡したという。またNHKは、2018年にスイスに渡航し自殺幇助を受けた神経疾患患者が息を引きとるまでの事柄を2019年に放映した。

8 PASを希望する標準的な患者像

米国オレゴン州に話を戻す。保健当局の報告によると、1998年から2018年末までに同法のもとでＰＡＳという死を選択した人は、平均年齢72歳、白人が96％、カレッジ以上の学歴を有する人が73％、そのうち修士号を有する人が11％、博士号を有する人が7.5％、がん患者が76％、神経疾患患者が11％、ホスピス・ケアを受けていた患者が90％であった。ちなみにこの場合のホスピス・ケアには在宅ホスピスが多く含まれる。

ＰＡＳの選択の理由は多いほうから、「自律（autonomy）の喪失」（91％）、「人生を楽しいものにする活動を行いにくくなること」（89％）、「尊厳を失うこと」（74％）であった。日本のような国民皆保険制度のない米国では医療費を心配する人が少なくないのではと一般的に考えられるが、ＰＡＳを選んだ理由として「治療に関わる経済的心配」を挙げた人は４％だけだった。

つまり、ＰＡＳを選ぶ標準的な患者像は、教育歴の長い70歳前後の白人のがん患者で、身体的な痛みの問題というよりも、自分らしく生きることができなくなったり、生活のコントロール感を失ったりする前に、自分の最期を自分で決定することを望む人であり、医療費の心配のために死を選択しているわけではない、といえそうである。メイナードさんも教育学の修士号を有していたということで、年齢以外は当てはまると思われる。

オレゴン州当局の年次報告によると、ＰＡＳによって死亡する人は年々微増しているが、それでも２０１８年は死亡者全体の0.4％程度であった。致死薬を処方されても服用せずに現病の悪化によって死亡する人は例年かなりいる。2018年には致死薬を処方された人は249人だったが、致死薬を服用してPASを実行した人は、前の年までに処方された人を含め168人だった。

筆者はこの差について、致死薬を処方してもらって、いつでも自分で最期を選ぶことができ、人生の終わり方をコントロールできると思えば、それで安心できる人がある程度いるということだろうとみている。コントロール感を実感できていることが大切なのだろうと考える。

9　尊厳ある最期とは

すでに述べたように、「尊厳死」は“death with dignity”という英語の和訳として1970年代後半に日本社会に登場した。字義は「尊厳ある死」という意味だといえるだろう。

そもそも、持続的植物状態のまま生かされることを拒否し、生命維持治療を終了する権利を裁判によって獲得することに端を発した。それによって実現する最期が「尊厳ある死」と表現された。つまり当初は生の終わり方のみが問題にされていた。

しかしここで、カレン裁判が目指したことと字義の表面的な意味を超えて、「尊厳死」の意味を考えてみたい。
「尊厳ある死」とは最期のあり方だけを指すのだろうか。恐らくそうではなく、最期のときに尊厳が維持されているということは、最期に至る生の過程において尊厳が維持されているということであろう。この場合の尊厳の意味は、第3章を参照されたい。

この文脈で使用される尊厳の意味はすでに述べたように、ある人が自らを価値ある有意義な存在と感じている場合に備えているものであって、「自尊感情」と換言可能ということである。

自尊感情を維持しているということは、自分自身と自分の現在のあり方を肯定的に受け止めることができていて、「自分はこれでよい。これが私である」と言えるということである。自尊感情は当然ながら主観的なものである。どのようなあり方が本人にとって「よい」あり方か、どのような生き方が本人にとって自分を肯定可能な生き方なのか、一人ひとり異なる。

こうして考えてみると、尊厳ある死、すなわち尊厳死が指すところを、延命医療を行わずに自然死することに限定して理解しがちな日本社会の現状には問題が多いことが再認識される。

おわりに

老いて弱くなること、弱くあること

多くの人が長い年月を生きることができる長寿社会では、さまざまな加齢変性を抱えながら生き、そして最期の時へ向かう人が増える。がんになる人も増え、非がん疾患を有する人も増え、加齢によって日常生活動作（ADL）の能力や認知機能が低下する人も増える。

多くの人にとって人生は長くなったが、要介護期間も長くなった。一人ひとりが自尊感情を維持して生き、そして生き終わることできるよう、それぞれの人生の集大成を支援する文化の創成が求められている。

活動的に人生を歩んできた人の多くにとって、加齢によって弱くなった自分を「これも自分である」と受け入れることは、なかなか難しい。要介護状態となって他人様のお世話を受けるようになると、自尊感情が低下してしまう人も少なくない。

「もう死んだほうがましだ。生きている意味なんてない。もう自分の人生は終わったも同然だ」

高齢者がこのように実存的な悩みをもち苦しんでいるとき、私たちは何を考え、どのような姿勢をとることができるだろうか。

筆者が大学で講義した際、次のようにコメントした学生がいた。

「要介護で生きることの意味は、人や社会の優しさ温かさを感じながら生の終わりに近づけること。社会的強者であった人が、他者の助けを要する状態になったとき、自尊感情を傷つけないサポートを受けることができれば、自分が生きてきた社会はこんなにも温かく、その社会もまた自分たちがつくってきたものなのだと、そんなふうに思えたら、自分の人生に誇りをもちながら最期の時を迎えられるのではないでしょうか」

人は強くあるときもあれば、弱くあるときもある。どのようにあっても生きることを肯定し、自分の存在の意義を認識しつつ、可能な限り自分らしく最期まで生き、正常なプロセスとしての生き終わりを迎えたい。

こうした人生を支える側にいる人が、やがて支えられる側になる。これを連続的で自然なことと捉えれば、いずれの側でもこれが自分のあり方であり、これでよいのだと受け止めることができるのではないだろうか。

このような考え方をこの社会の価値として共有することができれば、一人ひとりの存在とその人生を尊重し合い、生き終わりを支え合うこともできるようになると考える。

註

（1）こうした質問の設定や調査全体の枠組みと考え方は、筆者の先行研究の知見に基づいている。この分野における国内の先行研究は稀少であり、社会現象に関する変数が不明だったため、この先行研究は臨床医を対象とする質的研究（インタビュー調査）にて行った。その研究知見の詳細については、『延命医療と臨床現場：人工呼吸器と胃ろうの医療倫理学』東京大学出版会（２０１１）を参照されたい。

（2）「適応」の意味は学問分野や文脈によって異なる。医学的に適応であるということは、患者の身体状態の快復や維持を目的として行う医学的な処置として適切であるということ。適応症は、ある検査や治療法が推奨される症状や状態を意味する。例えば、「ＰＥＧの適応症には、頭頸部癌や神経疾患による摂食嚥下障害が含まれる」などという。

本節で記述した人工的水分・栄養補給法の医学的適応とは、患者の経口摂取が不十分または困難な場合に、人工的に水分と栄養を補給し生命維持を図り生存期間の延長を目指す方法として医学的に適切であるということ。その医学的適応の意味を本人のＱＯＬの観点で捉え直すということは、人工的水分・栄養補給法を行って医学的に生命維持と生存期間の延長を目指しそれを実現することが、本人の生き方や生活、人生の観点でどのような意味を持つのかを考えることを意味する。

（3）レビー小体型認知症はレビー小体という異常な蛋白の塊が大脳皮質に広く認められる神経変性疾患であり、特徴的な症状として幻視（ないものが見える）や手が震えたり、身体が固くなり動きにくくなるなどのパーキンソン症状がみられる。認知症患者の２割程度において、基礎疾患はレビー小体型認知症だとされている。

（4）正常圧水頭症とは、「脳室」と呼ばれる空洞内において脳脊髄液の量のバランスが崩れたときに起こり、認知機能が低下するが、髄液の流れを改善する治療を行うと症状が改善することが多い。

（5）　毎日新聞は2019年3月に透析療法について同様の「スクープ」記事を展開した。同一記者が同一の視点によって担当医を社会的に糾弾した。この「スクープ」が日本透析医学会に激震をもたらし学会ガイドラインが改定される運びとなった点も同様の展開である。「事件」扱いされた透析症例について、事の真偽が明らかにされるのは後年になると思われる。

（6）　日本老年医学会 平成22年度・23年度老人保健健康増進等事業「高齢者の摂食嚥下障害に対する人工的な水分・栄養補給法の導入をめぐる意思決定プロセスの整備とガイドライン作成」委員会の構成（所属は当時）

検討委員　大内尉義（日本老年学会理事長・日本老年医学会理事長、東京大学大学院医学系研究科）、鳥羽研二（国立長寿医療研究センター）、太田喜久子（日本老年看護学会理事長、慶應義塾大学）、甲斐一郎（日本老年社会科学会前理事長、東京大学大学院医学系研究科）、清水哲郎（東京大学大学院人文社会系研究科）、樋口範雄（東京大学大学院法学政治学研究科）、島薗進（東京大学大学院人文社会系研究科）

ワーキンググループ　甲斐一郎、清水哲郎、飯島節（日本老年医学会倫理委員会委員長、筑波大学大学院人間総合科学研究科）、諏訪さゆり（日本老年看護学会理事、千葉大学大学院看護学研究科）、西村美智代（社会福祉法人サン）、二宮英温（NPO法人PDN）、会田薫子（東京大学大学院人文社会系研究科）

ガイドライン作成 ワーキンググループ　清水哲郎、飯島節、諏訪さゆり、会田薫子

「日本老年医学会平成22年度老人保健健康増進等事業の医師対象調査・看護師対象調査研究班」の構成（所属は当時）
会田薫子、飯島節、諏訪さゆり、佐伯恭子（千葉大学大学院看護学研究科）、甲斐一郎、大内尉義

（7）"beneficence" の訳語として「善行」を用いる研究者が多く、なかには「慈恵」または「仁恵」を用いる研究者もいるが、本書では「与益」を用いる。語源に照らせば「与益」が適切であると判断しているためである。日本社会においては「善行」が主流の訳語として用いられているが、"beneficence" の意味は "to benefit others"、"producing good consequences" である。つまり「益を与えること」、「よい結果を生み出すこと」＝「与益」である。「与益」という用語を最初に使ったのは清水哲郎である。詳しくは、清水の『医療現場に臨む哲学』（勁草書房、１９９７）を参照のこと。

（8）厚生労働省は１９９２年以降ほぼ5年おきに「人生の最終段階における医療に関する意識調査」をこれまで５回実施している。この種の調査としては国内で最大規模である。リビング・ウィルなどの事前指示について、最近の２回の調査結果をみると、２０１３年度調査では一般国民の７割が賛成したが、実際に書面を作成していたのは賛成者のうちの3.2%、つまり、全体の２％程度だった。２０１８年の調査では一般国民の66%が賛成したが、実際に書面を作成していたのは賛成者のうちの8.1%、つまり、事前指示書を作成していたのは全体の５％程度にとどまることがわかった。つまり、リビング・ウィルなどの書面の作成については、アイディアとしては多くの人が賛成するが、実際に作成している人は非常に少ないことが示された。

（9）この判決によってカレンから人工呼吸器は外されたが、医師の予測に反して彼女は自発呼吸が可能な状態であったため、その後9年間、人工的水分・栄養補給法を受けて生存し、１９８５年に肺炎のために死亡した。１９７０年代の米国社会では、生命維持治療の終了に関して人工呼吸器は容認されたが、人工的水分・栄養補給法の終了は容認されなかったためである。当時は人工呼吸管理は医療行為であり、本人にとって医学的に不要となれば終了可能だが、水分と栄養を投与する人工的水分・栄養補給法は医療行為ではなく基本のケアであり必須であると捉える医療者が少なくなかったことが一因である。人工的水分・栄養補給法の終了が若い患者で容認されたのは、米国では１９９０年のナンシー・クルーザン事件の判決においてであった。この時代において、人工的水分・栄養補給法も医療行為であり、本人にとって不要であれば終了するという考え方が標準となった。

(10) 水野俊誠・前田正一「終末期医療」(『入門・医療倫理Ⅰ』(赤林朗編、勁草書房) は以下のように用語を定義している。
安楽死：医師等が患者の利益のために患者を殺すか、または、患者の死を許容すること
〈行為の様態に基づく分類〉
積極的安楽死：医師等が、結果として患者が死ぬことになる行為を遂行すること
消極的安楽死：医師等が、生命維持治療を差し控えたり中止したりして、患者を死ぬにまかせること
〈患者の意向表明のあり方に基づく分類〉
自発的安楽死：判断能力のある患者が死を要求する場合の安楽死
非自発的安楽死：患者に意向を表明する能力がない場合の安楽死
反自発的安楽死：医師が、判断能力のある患者の望みに反して、安楽死を行うこと

おもな引用・参考文献

第一章

内閣府，『平成30年版高齢社会白書』（全体版），https://www8.cao.go.jp/kourei/whitepaper/w-2018/html/zenbun/index.html

荒井啓行（2013），「認知症」『老年医学系統講義テキスト』日本老年医学会編，西村書店，pp. 257-265.

会田薫子（2012），「認知症末期患者に対する人工的水分・栄養補給法の施行実態とその関連要因に関する調査から」『日本老年医学会雑誌』49, pp. 71-74.

Aita K. et al. (2007), Physicians' attitudes about artificial feeding in older patients with severe cognitive impairment in Japan: A qualitative study, BMC Geriatrics, 7, p. 22.

会田薫子（2011），『延命医療と臨床現場——人工呼吸器と胃ろうの医療倫理学』東京大学出版会.

石東嘉和（2007），「高度アルツハイマー型認知症についてどう考えるか」Clinician, 87, pp. 1141-1144.

Australian government national health and medical research council (2006), Guidelines for a palliative approach in residential aged care, Enhanced version, http://www.nhmrc.gov.au/_files_nhmrc/file/publications/synopses/pc29.pdf

Printz L. A. (1988), Is withholding hydration a valid comfort measure in the terminally ill?, Geriatrics, 43, pp. 84-88.

Ahronheim J. C. (1996), Nutrition and hydration in the terminal patient. Clinics in Geriatric Medicine, 12, pp. 379-391.

橋本肇（2000），『高齢者医療の倫理』中央法規.

American Geriatrics Society (2014), Feeding Tubes in Advanced Dementia Position Statement, https://www.americangeriatrics.org/files/documents/feeding.tubes.advanced.dementia.pdf

会田薫子（2013），「患者の意思を尊重した医療およびケアとは——意思決定能力を見据えて」『日本老年医学会雑誌』50, pp. 487-490.

第二章

会田薫子（2012），「胃ろうの適応と臨床倫理——一人ひとりの最善を探る意

思決定のために」『日本老年医学会雑誌』49, pp. 130-139.
Gauderer M. W. (1999), Twenty years of percutaneous endoscopic gastrostomy: Origin and evolution of a concept and its expanded applications, Gastrointest Endosc, 50, pp. 879-883.
Gauderer M. W., Ponsky J. L., Izant R. J. Jr. (1980), Gastrostomy without laparotomy: A percutaneous endoscopic technique, J Pediatr Surg, 15, pp. 872-875.
嶋尾仁 (2003),「内視鏡的胃瘻造設術の現況」Gastroenterol Endosc, 45, pp. 1217-1224.
中日新聞「胃ろうを作りますか？」2011年1月4日付朝刊25面.
日本老年医学会 (2011),「平成22年度老人保健健康増進等事業「認知症末期患者に対する人工的な栄養・水分補給法の施行実態とその関連要因に関する調査」報告書」.
朝日新聞デジタル (2018),「胃ろう半減 では、どうする」2018年2月3日
NPO法人PDNホームページ「PEGの適応症例」, http://www.peg.or.jp/tekiou/index.html
Rabeneck L., McCullough L. B., Wray N. P. (1997), Ethically justified, clinically comprehensive guidelines for percutaneous endoscopic gastrostomy tube placement, Lancet, 349, pp. 496-498.
World Medical Association (1989), World Medical Association Statement on persistent vegetative state, Adopted by the 41st World Medical Assembly Hong Kong.
小坂陽一 (2011),「胃瘻の功罪」『臨床栄養』118, pp. 670-674.
小坂陽一 (2003),「高齢者の経管栄養法に対するアンケート調査」『日老医誌』40, p. 172.
Finucane T. E., Christmas C., Travis K. (1999), Tube feeding in patients with advanced dementia: a review of the evidence, JAMA, 282, pp. 1365-1370.
Gillick M. R. (2000), Rethinking the role of tube feeding in patients with advanced dementia, N Engl J Med, 342, pp. 206-210.
Post S. G. (2001), Tube feeding and advanced progressive dementia, Hastings Cent Rep, 31, pp. 36-42.
Rimon E., Kagansky N., Levy S. (2005), Percutaneous endoscopic gastrostomy: evidence of different prognosis in various patient subgroups, Age Ageing, 34, pp. 353-357.
NPO法人PDN (2011),「平成22年度老人保健健康増進等事業「認知症患

者の胃ろうガイドライン作成――原疾患、重症度別の適応・不適応、見直し、中止に関する調査研究」調査研究事業報告書」.
下山和弘（2002），「21 世紀の高齢者介護」『日老医誌』39, pp. 170-172.
会田薫子（2011），「認知症末期患者に対する人工的な栄養・水分補給法の施行実態とその関連要因に関する調査から」シンポジウム「高齢者の終末期の医療およびケア――立場表明 10 周年にあたって」第 53 回日本老年医学会学術集会，2011 年 6 月.
池田学（2017），「認知症の症候群と食行動異常」『歯界展望』2017 特別号，pp. 50-53.

第三章

毎日新聞「衰弱患者 1 年で 20 人　栄養チューブ使わず死亡」1997 年 1 月 27 日付朝刊 1 面.
日本老年医学会（2012），「「高齢者の終末期の医療およびケア」に関する日本老年医学会の「立場表明」2012」『日老医誌』49（4），pp. 381-386, https://www.jpn-geriat-soc.or.jp/proposal/pdf/jgs-tachiba2012.pdf
日本老年医学会（2012），「高齢者ケアの意思決定プロセスに関するガイドライン――人工的水分・栄養補給の導入を中心として」，https://www.jpn-geriat-soc.or.jp/info/topics/pdf/jgs_ahn_gl_2012.pdf
日本老年医学会（2011），「平成 22 年度老人保健健康増進等事業「認知症末期患者に対する人工的な栄養・水分補給法の導入・差し控え・中止に関するガイドライン作成へ向けた検討」報告書」2011 年 3 月.
樋口範雄（2008），『続・医療と法を考える――終末期医療ガイドライン』有斐閣.
樋口範雄（2012），『ケース・スタディ――生命倫理と法』第二版，有斐閣.
NHK「クローズアップ現代＋人工呼吸器を外すとき――医療現場　新たな選択」2017 年 6 月 5 日，https://www.nhk.or.jp/gendai/articles/3985/index.html
厚生労働省（2007），「終末期医療の決定プロセスに関するガイドライン」，https://www.mhlw.go.jp/shingi/2007/05/dl/s0521-11a.pdf
厚生労働省　終末期医療の決定プロセスのあり方に関する検討会（2007），「終末期医療の決定プロセスに関するガイドライン　解説編」.
日本呼吸器学会成人肺炎診療ガイドライン 2017 作成委員会（2017），「成人肺炎診療ガイドライン 2017」日本呼吸器学会.
WHO definition of palliative care, https://www.who.int/cancer/palliative/

definition/en/
WHO 緩和ケアの定義の定訳，https://www.jspm.ne.jp/proposal/proposal.html（日本緩和医療学会ホームページ内）
World Health Organization Expert Committee (1990), Cancer pain relief and palliative care, WHO, Geneva.
世界保健機関（1993），『がんの痛みからの解放とパリアティブ・ケア――がん患者の生命へのよき支援のために』武田文和訳，金原出版.

第四章

E. J. Emanuel, L. L. Emanuel (1992), Four models of the physician-patient relationship, JAMA, 267, pp. 2221-2226.
D. Roter (2000), The enduring and evolving nature of the patient-physician relationship, Patient Educ Couns, 39, pp. 5-15.
日本医師会生命倫理懇談会（1990），「説明と同意」についての報告.
前田正一（2005），「インフォームド・コンセント」『入門・医療倫理Ⅰ』赤林朗編，勁草書房，pp. 141-158.
Beauchamp T. L., Childress J. F. (1979), Principles of Biomedical Ethics, Oxford University Press.
Veatch R. M. (2003), The Basics of Bioethics, 2nd edition, Prentice Hall, Upper Saddle River.
秋葉悦子（2010），「終末期医療をめぐる倫理と法――医師の職業倫理に立脚した法形成のために」『医報とやま別冊』富山県医師会編.
秋葉悦子（2014），『人格主義生命倫理学――死にゆく者、生まれてくる者、医職の尊厳の尊重に向けて』創文社.
アリッサ・ハーウィッツ・スウォタ（2009），「臨床現場における文化的多様性」会田薫子訳，『病院倫理委員会と倫理コンサルテーション』D・ミカ・ヘスター編，前田正一・児玉聡監訳，勁草書房.
Susan M. Wolf (1987), The Hastings Center Guidelines on the Termination of Life-Sustaining Treatment and the Care of the Dying, Indiana University Press.
Nancy Berlinger, Bruce Jennings, Susan M. Wolf (2013), The Hastings Center Guidelines for Decisions on Life-Sustaining Treatment and Care Near the End of Life, Oxford University Press.（和訳『ヘイスティングス・センター ガイドライン 生命維持治療と終末期ケアに関する方針決定』金芳堂，2016.）.

Macklin R. (2006), Ethical relativism in a multicultural society, Edited by T. A. Mappes and D. Degrazia: Biomedical Ethics, 6th ed., McGraw-Hill, pp. 118-27.
Hirai K., Miyashita M., Morita T., et al. (2006), Good death in Japanese cancer care: A qualitative study, Journal of Pain and Symptom Management, 31 (2), pp. 140-147.
樋口範雄「日本に今こそ「信認関係」」日本経済新聞, 2012年5月26日付夕刊.
石垣靖子 (2012), 『臨床倫理ベーシックレッスン——身近な事例から倫理的問題を学ぶ』石垣靖子・清水哲郎編, 日本看護協会出版会, p. 144.

第五章

清水哲郎 (2002), 「生物学的〈生命〉と物語られる〈生〉——医療現場から」『哲学』53, pp. 1-14.
清水哲郎 (2015), 「臨床倫理エッセンシャルズ」2015年春版, 東京大学大学院人文社会系研究科死生学・応用倫理センター上廣講座.
清水哲郎 (1997), 『医療現場に臨む哲学』勁草書房.
Kleinman A. (1988), The Illness Narratives: Suffering, Healing and the Human Condition, Basic Books. (『病いの語り——慢性の病いをめぐる臨床人類学』江口重幸・五木田紳・上野豪志訳, 誠信書房, 1996).
Trisha Greenhalgh, Brian Hurwitz (1998), Narrative Based Medicine: Dialogue and discourse in clinical practice, BMJ Books. (トリシャ・グリーンハル, ブライアン・ハーウィッツ編『ナラティブ・ベイスト・メディスン——臨床における物語りと対話』斎藤清二・山本和利・岸本寛史監訳, 金剛出版, 2001).
ドナルド A. (2001), 「世界としての物語り」『ナラティブ・ベイスト・メディスン——臨床における物語りと対話』金剛出版, pp. 18-28.
Charon R. (2006), Narrative Medicine: Honoring the Stories of Illness, Oxford University Press. (『ナラティブ・メディスン——物語能力が医療を変える』斎藤清二・岸本寛史・宮田靖志・山本和利訳, 医学書院, 2011).
厚生労働省 (2018), 「平成29年度 人生の最終段階における医療に関する意識調査結果」, https://www.mhlw.go.jp/file/05-Shingikai-10801000-Iseikyoku-Soumuka/0000200749.pdf
会田薫子 (2013), 「認知症ケア——共同の意思決定による家族支援」『家族看護』日本看護協会出版会, 11 (1), pp. 29-37.

清水哲郎・会田薫子（2013），『高齢者ケアと人工栄養を考える――本人・家族のための意思決定プロセスノート』医学と看護社.
大賀由花・齋藤凡・三浦靖彦・守山敏樹・石橋由孝・大脇浩香（2015），『高齢者ケアと人工透析を考える――本人・家族のための意思決定プロセスノート』清水哲郎監修，会田薫子編，医学と看護社.
日本透析医学会（2014），「維持血液透析の開始と継続に関する意思決定プロセスについての提言」『透析会誌』47（5），pp. 269-285.

第六章

酒井明夫他（2010），『新版増補　生命倫理事典』太陽出版.
Gillick M. R. (2004), Advance care planning, New England Journal of Medicine, 350, pp. 7-8.
Singer P. A., Robertson G., Roy D. J. (1996), Bioethics for clinicians: 6 Advance care planning, Canadian Medical Association Journal, 155, pp. 1689-1692.
立岩真也・有馬斉（2012），『生死の語り行い〈1〉――尊厳死法案・抵抗・生命倫理学』生活書院.
松田純（2012），「ドイツにおける患者の事前指示の法制化と医師による自殺幇助をめぐる議論」『生命倫理研究資料集Ⅵ　世界における終末期の意思決定に関する原理・法・文献の批判的研究とガイドライン作成』富山大学大学院医学薬学研究部医療基礎学域哲学研究室編，富山大学，pp. 4-18.
厚生労働省（2015），「人生の最終段階における医療の決定プロセスに関するガイドライン」.
厚生労働省（2018），「人生の最終段階における医療・ケアの決定プロセスに関するガイドライン」，https://www.mhlw.go.jp/file/04-Houdouhappyou-10802000-Iseikyoku-Shidouka/0000197701.pdf
厚生労働省（2018），「人生の最終段階における医療・ケアの決定プロセスに関するガイドライン 解説編」，https://www.mhlw.go.jp/file/04-Houdouhappyou-10802000-Iseikyoku-Shidouka/0000197702.pdf
日本老年医学会（2019），「ACP 推進に関する提言」，https://www.jpn-geriat-soc.or.jp/press_seminar/pdf/ACP_proposal.pdf
Brinkman-Stoppelenburg A., Rietjens J. A. C., van der Heide A. (2014), The effects of advance care planning on end-of-life care: A systematic review, Palliat Medicine, 28, pp. 1000-1025.
Detering K. M., Hancock A. D., Reade M. C., Silvester W. (2010), The im-

pact of advance care planning on end of life care in elderly patients: randomized controlled trial, BMJ, 340, c1345.
Mullick A., Martin J., Sallnow L. (2013), An introduction to advance care planning in practice, BMJ, 347, f6064.
島田千穂・中里和弘・荒井和子・会田薫子他（2015），「終末期医療に関する事前の希望伝達の実態とその背景」『日本老年医学会雑誌』52（1），pp. 79-85.
高橋龍太郎・島田千穂・中里和弘他（2014），「「ライフデザインノート」の普及に関する研究報告書」東京都健康長寿医療センター研究所「ライフデザインノート」プロジェクトチーム.
会田薫子（2013），「患者の意思を尊重した医療およびケアとは――意思決定能力を見据えて」『日本老年医学会雑誌』50（4），pp. 487-490.
西川満則・長江弘子・横江由理子編（2016），『本人の意思を尊重する意思決定支援――事例で学ぶアドバンス・ケア・プランニング』南山堂.
会田薫子（2018），「アドバンス・ケア・プランニング――人生の最終段階における医療とケアの意思決定支援」Aging & Health，長寿科学振興財団 2018 年秋号，pp. 18-21.

第七章

Mallery L. H, Moorhouse P. (2011), Respecting frailty, J Med Ethics, 37, pp. 126-128.
Walston J., Hadley E. C., Ferrucci L., et al. (2006), Research agenda for frailty in older adults: toward a better understanding of physiology and etiology: summary from the American Geriatrics Society/ National Institute on Aging Research Conference on frailty in older adults, J Am Geriatr Soc, 54, pp. 991-1001.
日本老年医学会（2014），「フレイルに関する日本老年医学会からのステートメント」，http://www.jpn-geriat-soc.or.jp/info/topics/pdf/20140513_01_01.pdf
Collard R. M., Boter H., Schoevers R. A., et al. (2012), Prevalence of frailty in community-dwelling older persons: a systematic review, J Am Geriatr Soc, 60, pp. 1487-1492.
Clegg A., Young J., Iliffe S., et al. (2013), Frailty in elderly people, Lancet, 381, pp. 752-762.
Morley J. E., Vellas B., van Kan G. A., et al. (2013), Frailty consensus: A call to action, J Am Med Dir Assoc, 14, pp. 392-397.

葛谷雅文（2009），「老年医学における sarcopenia & frailty の重要性」『日本老年医学会雑誌』46, pp. 279–285.
日本老年医学会（2013），「高齢者に対する適切な医療提供の指針」，http://www.jpn-geriat-soc.or.jp/proposal/pdf/geriatric_care_GL.pdf
佐竹昭介（2014），「虚弱（フレイル）の評価を診療の中に」『長寿医療研究センター病院レター』第 49 号.
Fried L.P., Tangen C. M., Walston J., et al. (2001), Frailty in older adults: Evidence for a phenotype, J Gerontol A Biol Sci Med Sci, 56A, M146–M156.
Rockwood K., Stadnyk K., MacKnight C., et al. (1999), A brief clinical instrument to classify frailty in elderly people, Lancet, 353, pp. 205–206.
Rockwood K., Howlett S. E., MacKnight C., et al. (2004), Prevalence, attributes, and outcomes of fitness and frailty in community-dwelling older adults: Report from the Canadian Study of Health and Aging, J Gerontol A Biol Sci Med Sci, 59A, pp. 1310–1317.
Rockwood K., et al. (2005), A global clinical measure of fitness and frailty in elderly people, Canadian Medical Association Journal, 173, pp. 489–495.
Decoster L., Van Puyvelde K., Mohile S., et al. (2015), Screening tools for multidimensional health problems warranting a geriatric assessment in older cancer patients: an update on SIOG recommendations, Ann Oncol, 28 (5), pp. 922–930.
濱口哲弥（2018），「高齢者の消化器癌治療のリスクアセスメント」『癌と化学療法』，45（1），pp. 12–15.
長島文夫・濱口哲弥・古瀬純司（2015），「JCOG 高齢者研究小委員会の活動と高齢大腸癌を対象とした臨床研究について」『癌と化学療法』42（1），pp. 16–20.
国立研究開発法人「国立がん研究センターがん対策情報センター HP」
Bellera, et al. (2012), Screening older cancer patients: first evaluation of the G-8 geriatric screening tool, Ann Oncol, 23 (8), pp. 2166–2172.
Pal L. M., Manning L. (2014), Palliative care for frail older people, Clin Med, 14, pp. 292–295.
Koller K., Rockwood K. (2013), Frailty in older adults: Implications for end-of-life care, Cleveland Clinic J Med, 80, pp. 168–174.
NHS (2014), Safe, compassionate care for frail older people using an integrated care pathway: practical guidance for commissioners, providers and nursing, medical and allied health professional leaders, http://www.

england.nhs.uk/wp-content/uploads/2014/02/safe-comp-care.pdf
遠藤広史・松田潔・望月徹他（2012),「ADL 障害を有する心肺停止患者と救命救急センター」『日本救急医学会雑誌』23, p. 468.
会田薫子（2013),「高齢者の終末期医療——重度要介護高齢者の心肺停止への対応を考える」『日本臨牀』71, pp. 1089–1094.
消防庁（2019),「平成 30 年度救急業務のあり方に関する検討会報告書」平成 31 年 3 月.
Tamura M. K., Covinsky K. E., Chertow G. M., et al.（2009), Functional status of elderly adults before and after initiation of dialysis, N Engl J Med. 361, pp. 1539–1547.
Jassal S. V., Chiu E., Hladunewich M.（2009), Loss of independence in patients starting dialysis at 80 years of age or older, N Engl J Med, 361, pp. 1612–1613.
Hall R. K., O'Hare A. M., Anderson R. A., et al.（2013), End-Stage Renal disease in Nursing Homes: A systematic Review, J Am Med Dir Assoc, 14, pp. 242–247.
Walker S. R., Gill K., Macdonald K., et al.（2013), Association of frailty and physical function in patients with non-dialysis CKD: A systematic review, BMC Nephrology, 14, p. 228.
Verberne W. R., et al.（2018), Value-based evaluation of dialysis versus conservative care in older patients with advanced chronic kidney disease: a cohort study, BMC Nephrology, 19, p. 205.
Rosansky S. J., et al.（2017), Treatment decisions for older adults with advanced chronic kidney disease, BMC Nephrology, 18, p. 200.
日本透析医学会（2017),「わが国の慢性透析療法の現況」(2017 年 12 月 31 日現在). https://docs.jsdt.or.jp/overview/index.html
谷澤雅彦・柴垣有吾他（2012),「導入時高齢患者の予後」『日本透析医会雑誌』27（3), pp. 425–431.
谷澤雅彦・柴垣有吾（2016),「日本人透析患者、特に高齢者は導入後早期死亡が高く、身体活動度と強く関連する——予後良好であるはずの日本人透析患者のジレンマ」『聖マリアンナ医科大学雑誌』44, pp. 7–12.
Arsura E. L.（2006), Care of the critically ill elderly: time to move to the next generation of care delivery, Critical Care Medicine, 34, pp. 2246–2247.

第八章

日本学術会議臨床医学委員会終末期医療分科会（2008），「対外報告 終末期医療のあり方について――亜急性型の終末期について」．

日本救急医学会 救急医療における終末期医療のあり方に関する特別委員会（2007），「救急医療における終末期医療に関する提言（ガイドライン）」．

日本救急医学会・日本集中治療医学会・日本循環器学会（2014），「救急・集中治療における終末期医療に関するガイドライン――3学会からの提言」．

キューブラ K. K.・ベリー P. H.・ハイドリッヒ D. E.（2004），『エンドオブライフ・ケア――終末期の臨床指針』鳥羽研二監訳，医学書院．

会田薫子（2014），「終末期医療」『生命倫理と医療倫理 第三版』伏木信次・樫則章・霜田求編著，金芳堂．

第九章

会田薫子（2014），「尊厳死と安楽死――米国人女性の「死の選択」が問うものは？」Yahoo Japan ニュース，2014. 11. 15，https://headlines.yahoo.co.jp/hl?a=20141115-00000004-wordleaf-soci

President's Commission for the Study of Ethical Problems in Medicine and Biomedical and Behavioral Research（1983），Deciding to forego life-sustaining treatment: A report on the ethical, medical and legal issues in treatment decisions, Government Printing Office.

American Medical Association Council on Ethics and Judicial Affairs（1992），Decisions near the end of life, JAMA, 267, pp. 2229–2233.

日本尊厳死協会「日本尊厳死協会のあゆみと主な出来事」，http://www.songenshi-kyokai.com/about/history.html

日本尊厳死協会（2013），『新・私が決める尊厳死――「不治かつ末期」の具体的提案』中日新聞社．

松田純（2018），『安楽死・尊厳死の現在――最終段階の医療と自己決定』中公新書．

オランダ政府「安楽死と新生児」，https://www.government.nl/topics/euthanasia/euthanasia-and-newborn-infants

Gauthier S., et al.（2015），Suicide tourism: a pilot study on the Swiss phenomenon. Journal of Medical Ethics, 41（8），pp. 611–617.

The State of Oregon government, Oregon's Death with Dignity Act, https://www.oregon. gov/oha/PH/ProviderPartnerResources/Evaluationresearch/deathwithdignityact/Pages/index.aspx

ちくま新書
1333-6

長寿時代《ちょうじゅじだい》の医療《いりょう》・ケア
——エンドオブライフの論理《ろんり》と倫理《りんり》

（シリーズケアを考える）

二〇一九年七月一〇日　第一刷発行

著者　会田薫子（あいた・かおるこ）
発行者　喜入冬子
発行所　株式会社　筑摩書房
東京都台東区蔵前二-五-三　郵便番号一一一-八七五五
電話番号〇三-五六八七-二六〇一（代表）
装幀者　間村俊一
印刷・製本　株式会社　精興社

ISBN978-4-480-07239-9 C0247

ちくま新書

1333-1
持続可能な医療【シリーズ ケアを考える】
――超高齢化時代の科学・公共性・死生観
広井良典
高齢化の進展にともない増加する医療費を、将来世代にこれ以上ツケ回しすべきではない。人口減少日本の最重要課題に挑むため、医療をひろく公共的に問いなおす。

1333-2
医療ケアを問いなおす【シリーズ ケアを考える】
――患者をトータルにみることの現象学
榊原哲也
そもそも病いを患うとは、病いを患う人をケアするとはどういうことなのか。患者と向き合い寄り添うために、現象学という哲学の視点から医療ケアを問いなおす。

1333-3
社会保障入門【シリーズ ケアを考える】
伊藤周平
年金、医療、介護。複雑でわかりにくいのに、この先も不透明。そんな不安を解消すべく、ざっくりとその仕組みを教えます。さらには、労災・生活保障の解説あり。

1333-4
薬物依存症【シリーズ ケアを考える】
松本俊彦
さまざまな先入観をもって語られてきた「薬物依存症」。第一人者が、その誤解をとき、よりよい治療・回復支援方法を紹介。医療や社会のあるべき姿をも考察する一冊。

1333-5
格差社会を生き抜く読書【シリーズ ケアを考える】
佐藤優
池上和子
波瀾万丈な人生を歩んできた佐藤氏と、貧困の現実に詳しい臨床心理士の池上氏が、格差社会のリアルを語る。危機の時代を生き抜くための読書案内。

1397
知っておきたい腹痛の正体
松生恒夫
中高年のお腹は悲鳴を上げています。急増するストレス性の下痢や胃痛、慢性便秘、難治性疾患……。専門医が、痛みの見分け方から治療、予防法まで解説します。

1415
双極性障害【第2版】
――双極症Ⅰ型・Ⅱ型への対処と治療
加藤忠史
統合失調症と並ぶ精神疾患、双極性障害(双極症)。この病気の性格と対処法とはどのようなものか。最新の研究成果と豊富なQ&Aを収めたロングセラーの第2版。